明梁——著

中医修习录

形神合一生命科学观

二

中国科学技术出版社

·北京·

图书在版编目（CIP）数据

中医修习录 . 二 , 形神合一生命科学观 / 明梁著 . — 北京 : 中国科学技术出版社 , 2022.6（2024.3 重印）

ISBN 978-7-5046-9485-0

Ⅰ . ①中… Ⅱ . ①明… Ⅲ . ①中医学—生命科学—研究 Ⅳ . ① R2

中国版本图书馆 CIP 数据核字 (2022) 第 040444 号

策划编辑	韩　翔	
责任编辑	王久红	
文字编辑	靳　羽	
装帧设计	佳木水轩	
责任印制	李晓霖	

出　　版	中国科学技术出版社	
发　　行	中国科学技术出版社有限公司发行部	
地　　址	北京市海淀区中关村南大街 16 号	
邮　　编	100081	
发行电话	010-62173865	
传　　真	010-62179148	
网　　址	http://www.cspbooks.com.cn	

开　　本	710mm×1000mm　1/16	
字　　数	165 千字	
印　　张	16.5	
版　　次	2022 年 6 月第 1 版	
印　　次	2024 年 3 月第 2 次印刷	
印　　刷	北京顶佳世纪印刷有限公司	
书　　号	ISBN 978-7-5046-9485-0/R·2861	
定　　价	39.80 元	

内容提要

　　本书主要介绍了如何运用中医学思维体系认识人体。人体的生理活动、病理活动都与大自然关系密切。古人通过观察时间与空间的变化对人体生理、病理活动的影响，发现人体的生命节律与自然的昼夜四时相关，人体气血的升降出入、形神相生及脏腑经脉等生命活动都会同步适应时空变化。作者结合自然界的变化对人体脏腑、气血、精神、经络等中医学中人体生理概念的影响进行解读，系统论述了中医学对人体的认识。本书内容丰富，语言通俗。帮助读者建立传统的中医学思维，适合广大中医临床工作者及中医爱好者阅读参考。

前　言

2019 年新冠病毒突然袭来，仿佛让整个世界陷入了沼泽，幸而我们国家上下一心、众志成城，探索出了一套中西医结合抗击疫情的"中国方案"，最终坚决有效地控制住了疫情的蔓延，这无疑是一个伟大的创举。古老的中医学也在这场疫情中重新焕发活力，进入大众视野，在中医学带给我们惊喜的同时，关于如何更好地传承与发展传统中医，就成了一个值得思考的问题。所谓"问渠那得清如许？为有源头活水来"。中医作为一门学问、一个行业，必须要有新鲜血液的注入才会充满活力，才能继承发展、源远流长，这需要年轻有志之士奋发投入，不然后继乏人，只能走向没落。继承传统，发展中医，是我们青年中医义不容辞的责任和义务。

在古代，中医是一份高级职业，中医大夫一般都是具有一定文化基础的知识分子。高声望名的大医自不必说，到哪里都会备受尊崇，就算是乡野林间的土郎中，在十里八乡也会被人高看两眼，这是医生救死扶伤的职业性质使然。传统的中医传承途径主要有二：一为家传，即家族中几代行医，父终及子，子终及孙，子孙自幼在家族父辈行医环境中耳濡目染，逐渐成才，继承家业。这是最理想化的传承方式，然而这种世承家业的传承方式有限，毕竟祖传世家就那么多。

二为师承。家境殷实者可叩拜名师，在名师引导下，步入正途，循序渐进，而家境贫寒者则只能卖身于师，从干杂活做起，采药、制药，再到背书、学习，最后到跟诊、出诊，没有十几年的时间，是不可能出师的，真是步步艰辛，其中血泪，可想而知。经过漫长的考察期之后，师父才会考量其品性智慧，择优传授。由此可见，在古代社会学习中医的门槛是很高的，成才周期也是异常漫长的，这也导致了中医的成才率很低，没有家传或师承的门路，对于大多数普通人来说，进入医门简直是一种奢望。

中国人民共和国成立以后，在毛主席"中国医药学是一个伟大的宝库，应当努力发掘、加以提高"的思想指导下，国家政府高度重视中医的继承和发展，在各地陆续建立了多所中医学院，尝试现代化的中医培养模式。中医学院广开门路，让更多人有机会进入医门，然而问题也随之而来。每年进入校门的学子多如牛毛，毕业后能成才者却凤毛麟角。中医学子不成才并非智力不及，而是另有原因。刚入校门，大多数学子都对中医抱有一腔热情，摩拳擦掌要在中医方面有所作为，然而在长年的学院教育过程中，由于课程设置原因，学生多数情况下只能浅尝辄止，而且一名老师教授上百名学生，无法顾及每位同学的实际学习情况，以致多数学子不是在漫长的医路途中迷失方向，逐渐放弃，就是转求他途，能持之以恒终而成才者少之又少。

作为一名既无家传又无师承指引的普通学子，在求索中医之路的学生时代，穿梭在图书馆里翻阅卷帙浩繁的中医典籍，我不禁感叹中医学知识的博大精深，同时又苦恼无法窥得其中门径，爱而不得，那时就希望能有一些著作可以引导，为我指点迷津。潜心书海几年，我才从各种中医典籍中窥得医理一二，并慢慢进入中医临床。刚开始独立诊疗时，现实中的病患情况与理论学习并不相同，这让我无所适从，就像刚学会走路的孩子，没有父母的引导，彷徨不知所向，这时才理解孙思邈所言"读方三年，便谓天下无病可治，及治病三年，乃知天下无方可用"。只有走过迷茫期与彷徨期，才能进入中医世界。夜深人静之时，我常会思考，为什么中医在现代社会中是一种如此纠结的存在，有太多人不认可、不理解，但又是确实存在的一种需求。对待中医，爱之者如美玉，憎之者如敝屣。为何现代人学习中医如此困难？偶然一次翻阅起外甥的小学课本，突然间明白了问题所在。20世纪初，国人的教育模式开始发生变革，传统的私塾教育被新式学堂取代，传统的思维方式也受到西方科学思维的冲击。直至今日，社会教育奉行的仍然是西方现代科学的教育模式，主流教学课程从小学到中学、再到大学，精细化分科的科学思想成为不变的主题，这种模式让整个社会适应了西方的科学思维方式。就好像传统思维模式下形成的中医学操作系统，安装在西方文明的硬件系统中，于是就出现了一种方枘圆凿的画面，造成了中医与现代社会的错拍，可以说中医是在现代社会的中华文明土壤中生长出的最后倔强。

编写本套丛书的初衷，最开始是想为自己每个阶段的所学所感做个总结，以备将来反复斟酌提高之用，后来时常与其他中医同道交流，发现在学习中医的路上大家都会经历相似的困境。成家生子后，思虑后代子孙如果将来步入医门，一定也会经历同样的困境，便希望将自己当下的经验感悟传递给他们。随着时间的推移，经历越来越多，想法会越来越成熟，年轻时的经历会逐渐淡化，此时的说教可能很难引起年轻人的共鸣并产生身临其境的感悟，因此创作的意图也发生了转变，希望将自身的学医经历与点滴感悟做一次阶段性总结，留给后辈的中医学子，以期对他们在中医路上可能遇到的困境有所启迪。

　　本套丛书秉承着这样的理念，以河图洛书、阴阳五行、太极八卦、天干地支为切入点，从最基本的天象原理出发，还原古人观察日月星辰流转而产生哲学思维的过程，以期找回传统的思维方式。在传统思维方式的引导下，根据天人合一整体观念，由天象原理延伸到生理结构中的升降出入、形神相生、气血营卫、脏腑经络及命门三焦等方面，最后从生理过渡到病理，分析内外表里、虚实补泻、外感内伤、伤寒温病、营卫相随等病理表现，并将理论与临床融合一体，通过分析具体的临床医案多方面论证，尝试打破中西医之间的壁垒，立足衷中参西的角度，从古典中医学原理出发，对中西医学共同升华为生命科学的道路进行探索。

　　中医之路，漫漫修远，吾辈将上下而求索，心之所善，虽九死其犹未悔，正所谓：

斧过浮沉斜乾坤，地生万物正人文。

草木移星荣枯换，鱼鸟融冰见藏伸。

鬼蜮皆因情欲滥，大道宜向常中寻。

私心求浅溪底净，学问穷邃高云深。

明　梁

目　录

第1章 观宇宙时空一体，识生命天人合一

一、时空一体与四时生命节律

《黄帝阴符经》说："观天之道，执天之行，尽矣。"这个天指的不是物理意义上抬头可见的天空，而是整个宇宙世界，是对宇宙世界运化规律的总结，我们称之为道。道者，路也，宇宙中任何星球都有自己的运行轨道，世界上任何事物也都有自己的生存之道，日月经天，江河行地，天覆地载，生育万物，人居其中为万物之灵，相应的要顺应宇宙运化规律。宇宙天地的运化意义主要表现在时空变化上，为了顺应天性执行天道，我们创立了精准的历法，比如传统的二十四节气依据太阳运行规律设立，对人类社会的农业生产和日常生活具有重要的指导意义。在《千字文》中，以"天地玄黄，宇宙洪荒，日月盈昃，辰宿列张，寒来暑往，秋收冬藏"开篇，表明人们对社会人文的认识从天人合一的宇宙观念开始。

在传统哲学的认识中，天体运行产生的时间意义与空间意义是一体的，当天体运行至某个位置时，其表现出的时间

意义与之相同，比如在一天中太阳处在正中最高位时，对应时间上的午时，其传达出的信息也是相同的。可以说时间本身是不存在的，只是我们认识天地运行规律的一种手段，因此我们对时间的认识取决于我们的宇宙观。如果我们认为天体的运行是像汽车一样前进的，那么我们对时间的描述就是勇往直前；如果认为天体的运行是像钟表一样前进的，那么时间就像钟表一样周而复始；如果认为天体运行像弹簧那样螺旋前进，那么时间就会像螺旋一样伸缩。一个民族的历法体现了这个民族对时间的认识，也体现了这个民族的宇宙观。宇宙是由无数个大小不同等级的天体运转构成的，宇宙系统的整体稳定通过天体之间的自转和公转关系维持。如地球作为一个独立个体自转存在，同时与太阳之间存在着稳定的公转关系，与其他行星偕同公转构成一个稳定的太阳系统。这种关系就像母子关系一样，太阳像母亲，地球像子女，太阳系的其他行星就是地球的兄弟姐妹们，而地球本身也是母亲，也有自己的孩子月球。太阳本身作为一个独立个体，也必然存在着自转和更大系统上的公转，于是太阳作为一个子女，必然也有自己的母亲和兄弟姐妹，宇宙就像一个家族，生生不息，无穷无尽。行星围绕太阳前进，并不是像毛驴拉磨一样转圈，而是像螺旋一样前进，因为宇宙系统总是处在不停息的前进运动中。太阳恒星像母亲一样，带着他的几个行星孩子前进，太阳虽然是恒星，但她也是其他天体的孩子，也是像行星一样处在不断前进的螺旋运动中。宇宙系统大而无外，小而无内，运动不止，因此时间也是无限延伸的，一个像弹簧一样的复式螺旋模式，所谓复式，就是三维螺旋横向上无限延伸形成的链，又构成了更高等级上的一个三维螺旋。从横向上看，日复一日，年复一年；纵向上看，日下有时，年上有甲子，这就产生了历法中不同的时间单位，而这些时间单位背后都承载着天体运行的意义。"年"单位代表地球与太阳公转的运行周期，因为参考坐标不同，有恒星年、回归年和近点年的不同；"月"代表月球围绕地球公转的运行周期，因为参考坐标不同，有公转月和恒星月的不同；"日"代表地球自转一周的运行周期。

时间赋予我们的意义就是人体的生命节律，因为时间无边无际，大而无外，小而无内，对于医学而言，我们的关注点在于对生命影响最为密切的那几个时间环节中，这就是人身中"四时"。此"四时"非春夏秋冬之"四时"，而是人身之"四等时"，在《钟吕传道集·四时》篇中有详尽的介绍。

吕曰：天地日月之交合，年、月、日、时，可得闻乎？

钟曰：凡时有四等。人寿百岁；一岁至三十，乃少壮之时；三十至六十，乃长大之时；六十至九十，乃老耋之时；九十至百岁或百二十岁，乃衰败之时也。是此，则曰身中之时，一等也。

若以十二辰为一日，五日为一候，三候为一气，三气为一节，二节为一时，时有春、夏、秋、冬。时当春也，阴中阳半，其气变寒为温，乃春之时也。时当夏也，阳中有阳，其气变温为热，乃夏之时也。时当秋也，阳中阴半，其气变热为凉，乃秋之时也。时当冬也，阴中有阴，其气变凉为寒，乃冬之时也。是此，则曰年中之时，二等也。

若以律中起吕，吕中起律，凡一月三十日，三百六十辰，三千刻，一十八万分。月旦至上弦，阴中阳半；自上弦至月望，阳中阳；自月望至下弦，阳中阴半；自下弦至晦朔，阴中阴。是此，曰月中之时，三等也。

若以六十分为一刻，八刻二十分为一时，一时半为一卦，言其卦定八方，论其正分四位，自子至卯，阴中阳半，以太阴中起少阳；自卯至午，阳中有阳，纯少阳而起太阳；自午至酉，阳中阴半，以太阳中起少阴；自酉至子，阴中有阴，纯少阴而起太阴。是此，则曰日中之时，四等也。

人身中这四等时代表人与天地合一、与日月星辰同频的四等生命节律，是宇宙中对人体健康直接产生影响的环节，也就是与人的生命直接相关的天体运行，因此在古代命理学中可以根据人出生时的年月日时节点，也就是生辰八字，来预测这一生要经历的生命过程，以达到趋吉避凶的目的。利用好身中四等时可以让人的精气神三元合一，让生命合于宇宙大道，与天地的运行规律合拍，所谓走运，也不过如此，故而《钟吕传道集·四时》曰："身中用年，年中用月，月中用日，日中用时。盖以五脏之气，月上有盛衰，日上有进退，时上有交合。运行五度而气传六候。金、木、水、火、土，分列无差。东、西、南、北、中，生成有数。炼精生真气，炼气合阳神，炼神合大道。"

二、身中之时有盛衰

身中之时反映的是人整个生命历程中生老病死的变化规律。人生在世，有生有死，有起有伏，有成有败，这才是一个完整的生命过程。在佛教的宇宙观中，世界要经历成、住、坏、空四劫，所谓四劫，就是一个事物必然要经历成立、持续、破坏、毁灭的过程，又转变为另一事物之成立、持续、破坏……通俗来讲就是"野火烧不尽，春风吹又生"。在道家的五行理论中，一个事物必然要经历"生""长""壮""老""已"五个阶段，这是道家与佛家在宇宙生灭认识中的共性，也揭示了宇宙物理中的一个生克制化定律。正如《素问·六微旨大论》讲"故非出入，则无以生长壮老已，非升降，则无以生长化收藏。升降出入，无器不有，器散则分之，生化息矣"。天地四时有生长收藏的过程，草木有生成枯死的过程，因此人的生命与之相应，有生长壮老已的过程，对于人的生命过程中生死存亡生理的认识，在《黄帝内经》中有两个认识角度。

《灵枢·天年》曰："人生十岁，五脏始定，血气已通，其气在下，故好走。二十岁，血气始盛，肌肉方长，故好趋。三十岁，五脏大定，肌肉坚固，血脉盛满，故好步。四十岁，五脏六腑十二经脉皆大盛以平定，腠理始疏，荣华颓落，发颇斑白，平盛不摇，故好坐。五十岁，肝气始衰，肝叶始薄，胆汁始减，目始不明。六十岁，心气始衰，苦忧悲，血气懈惰，故好卧。七十岁，脾气虚，皮肤枯。八十岁，肺气衰，魄离，故言善误。九十岁，肾气焦，四脏经脉空虚。百岁，五脏皆虚，神气皆去，形骸独居而终矣。"在这里以十年为一个生命阶段，从人体脏腑功能和气血盛衰变化的角度来认识整个生命过程。随着生命进程的按时推进，人体的脏腑和气血经历了由弱到强、由盛到衰的过程，其生理表现与之相应。在《素问·上古天真论》中，则从人体内生殖功能变化的角度，认识了整个生命过程。"岐伯曰：女子七岁，肾气盛，齿更发长；二七而天癸至，任脉通，太冲脉盛，月事以时下，故有子；三七肾气平均，故真牙生而长极；四七筋骨坚，发长极，身体盛壮；五七阳明脉衰，面始焦，发始堕；六七三阳脉衰于上，面皆焦，发始白；七七任脉虚，太冲脉衰少，天癸竭，地道不通，故形坏而无子也。丈夫八岁，肾气实，发长齿更；二八肾气盛，天癸至，精气溢泻，阴阳和，故能有子；三八肾气平均，筋骨劲强，故真牙生而长极；四八筋骨隆盛，肌肉满壮；五八肾气衰，发堕齿槁；六八，阳气衰竭于上，面焦，发鬓颁白；七八肝气衰，筋不能动，天癸竭，精少，肾脏衰，形体皆极；八八则齿发去。肾者主水，受五脏六腑之精而藏之，故五脏盛乃能泻。今五脏皆衰，筋骨懈堕，天癸尽矣，故发鬓白，身体重，行步不正而无子耳。"因为男女性别存在差异，所以人体内生殖功能的周期节律不同，女子以七岁为期，男子以八岁为期。生殖系统是人体内生理结构的一部分，生殖功能的盛衰作为整体气血盛衰的体现，这是通过局部功能对整体生命过程的侧面反映，以小见大。生命的基本目的有两个，即生命的存在和生命的延续，这两个目的是有先后顺序的，生命存在是第一目的，生命延续是第二目的，也就是说生命延续功能建立在生命存在功能的基础之上。因此人体内的气血首先要满足生存需求，保证大脑心脏等重要器官的供应，维持生理系统的稳定，之后才是生育需求，正所谓饱暖思淫欲，生存需求满足以后才会供应生殖需求，如同经济基础和上层建筑之间的关系，生殖功能是人体内所有脏腑功能整体的金字塔尖，所以生殖功能的盛衰变化可以反映整个生命过程。

我们要正确认识生命过程中脏腑与气血的生理变化规律，同时在生活中要顺应这种生理变化，年轻人有年轻人的脏腑生理功能，老年人有老年人的脏腑生理功能。年轻人身体活力强，宜常运常动，如果运动不足，懒惰成性，气血运化就会低于正常，变生痰湿瘀血，阻碍正常的脏腑运转。反观老年人，脏腑功能下降，气血衰弱，因此要避免追求气力、追求刺激、追求性能力强盛，这都是逆天而行，正所谓"年老不以筋骨为能"。从这个角度我们来看一下器官移植，如果老年人心脏衰竭，移植一个年轻心脏，老年人的脏腑气血已经整体衰弱，而年轻心脏活力旺盛，那么就会出现两种情况，一者年轻心脏不能带动其他的衰弱脏腑，被其他脏腑排斥，就会出现免疫反应。再者年轻心脏可以带动其他的衰老脏腑，其他脏腑为了保证系统整体性，只能加速运转工作，这颗年轻的心脏拼命地带着其他脏腑走向死亡，最后移植的心脏活了，反而把其他器官累死了。

人体生命节律中的身中之时代表人生老病死的生命过程，除了要适应自身生命节律的生理之外，在年节律上顺应四季的阴阳变化，可以让整个生命周期延长，生命质量提高，这是医学最开始的初心。

三、年中之时有寒暑（上）

古人对生命周期中年节律的认识，一定是来源于对自然现象的观察。气候上，寒暑往来、冷热交替的规律变化，令自然界中的生物习性都有其各自固定的节律，草木春华秋实，冬枯叶落，一岁一枯荣；大雁秋来南渡，冬尽北归，一岁一往返。虫鱼浮沉，鸟兽伏藏，都有一定的周期性。眼见为实的生命变化让年节律的周期概念深入人心，当然以现代科学的观点看，这一切都依赖于地球围绕太阳公转，太阳直射在南北回归线之间移动造成的气候变化。

《素问·宝命全形论》曰："天覆地载，万物悉备，莫贵于人。人以天地之气生，四时之法成……人生于地，悬命于天，天地合气，命之曰人。"人的生存环境是天地赋予的，因为宇宙造物时空一体，对时间的认识与对空间的认识相统一。从时间上看，随着季节交替，气候会呈现寒热温凉的交替变化，物候也会存在春生夏长秋收冬藏的表现特点。而从空间上看，气候变化规律与时间一样，沿着赤道往两极走，气候会逐渐由热转温转凉转寒，在物候表现上也有类似时间春夏秋冬的变化规律。由于太阳直射点在南北回归线之间移动，造成了时间上年节律的寒暑交替，而气候在空间上的差异表现与时间上的寒暑交替变化相同，于是古人就把时间规律上的四季往来转换成空间规律上的升降变化来认识，认为一年中气候变化是由于大气在天地之间升降造成的，也就是天地之气交合而成。如《钟吕传道集·天地》讲："天得乾道，以一为体，轻清而在上，所用者，阳也；地得坤道，以二为体，重浊而在下，所用者，阴也。阳升阴降，互相交合。乾坤作用，不失于道。"而《灵宝毕法·匹配阴阳第一》言："天地之间，亲乎上者为阳，自上而下，四万二千里，乃曰阳位。亲乎下者为阴，自下而上，四万二千里，乃曰阴位。""以冬至为始，地中阳升，一气十五日，上行七千里。夏至以后，天中阴降，一气十五日，下降七千里。"现实世界中，夏天阳气外发天气暑热的同时，地面以下是寒冷的，当冬天水冰地坼的同时，地下是温暖的，这是对天地之气升降流行的最直接证明。大气在天地环境中升降往来，就像一个太极整体一样形成良性循环，这就是中医讲的天地合气，也称水火既济，正所谓"天地之机，乃天地运用大道，而上下往来，行持不倦，以得长久坚固"。

年节律的周期性变化是天地之气升降交合产生的结果。

一年中有三百六十五天有余，这个周期规律对人来说有些漫长，人寿享天年也不过百二十年的寿命，更何况活不到天年就夭折的大有人在。为了更加清晰的认识年节律上的周期变化，让年节律更好地服务于人的生活，历法中对年节律进行节段性划分，这就形成了气候的概念。古代物候学上认为：五日为一候，三候为一气，三气为一节，二节为一时，四时为一岁，一年的时间被人为地划分为四时、六气、八节和二十四个节气，划分依据也是生活中我们能直观感受到的气候变化。一年当中气候变化时，首先是天时的变化，也就是昼夜长短的变化，随着昼夜长短同步变化的是日影长短的变化，继而气温的寒热温凉随着昼夜长短而变化，最后随着温度变化的是湿度的变化，燥湿程度随着温度变化而变化。在一年当中昼夜长短的变化规律中，有昼长夜短、昼短夜长、昼夜平均的四种明显现象，因此一年的时间被人为划分为四时。四时指的是春、夏、秋、冬，象征五行中的四象木、火、金、水，代表天地气机升降出入的四种变化状态。天地有四时轮转，在人体上就要有五脏与之相应，五脏应四时，各有收受。《黄帝内经》说："夫春也……其主肝"，"夏也……其主心"，"秋也……其主肺"，"冬也……其主肾"。"脾者治中央，常以四时长四脏，各十八日寄治"。

在地球公转周期的一年时间内，大约要经历十二次月相盈亏变化。因此《礼记·月令》中将每一时分为三个月，三个月分别命名"孟""仲""季"，如春天始于阴历二月，二月即为"孟春之月"，三月为"仲春之月"，四月为"季春之月"。当然以月令来分四时，这是一个大概的划分，因为古代的时间单位中没有现代公历"月"的概念，阴历月代表的是月球与地球的公转周期，本质上与地球公转的年节律没有任何联系，因此对气候变化的划分依据还是依据地球公转周期。一年当中，随着昼夜长短和日影变化，温度与湿度随时运而变，这也就是《钟吕传道集》中所讲的气液往来。天性轻清为阳为气，在天地间表现出就是温度，地性重浊为阴为湿，在天地间表现出就是湿度，以阴阳分之，则天为阳，地为阴，温度为阳，湿度为阴。凡天地物理，必由阳主之而阴从之，因此一年当中气候变化都是阳热为先，水湿在后，正如人体的气血运化与之相应，气动之而血随之。天地间的气液变化以阳主阴从，阳气发动，阴液随之，因此在气候的变化中总是阳气先于阴液，或者天气先于地气。由天气转换为地气过程需要时间差，所以五日为一候，说的就是天气变化，这一候的时间就是天气变化所需要的时间，故曰天运当以五行。三候为一气，这一气的时间代表地气环境随天气相应变化的时间，因此地运当以六气。举例说明，天地之气变化就像物理学上速度与加速度的关系，天气代表加速度，而地气代表速度，速度的变化是依据加速度而来，中间会存在一个时间差，就产生了气和候的区别。我们常用气候来描述地域差异，因为气和候就是天地合气两种因素共同作用的结果，在年周期节律中，一气三候共十五天是天地合气的最小单位，而一年之中一共有二十四气。每一气都有相应的物候表现，所谓物候，就是自然界生物对特定气候做出的适应改变，是人肉眼能看到的变化。比如霜降有三候："一候豺乃祭兽；二候草木黄落；三候蛰虫咸俯。"时至霜降，秋天的最后一个节气，豺狼开始大量捕猎食物，为即将到来的冬天储备粮食，猎物放在一起看上去就像"祭兽"一样；草木开始枝叶枯黄萎落，将生命能量潜藏归根以应对寒冬；蛰虫无声，告别了外界的喧嚣，开始进入了休眠状态。从物候表现上看，天地之气开始进入敛藏状态，归根复命，为新一轮的萌发做准备。人为万物之灵，也要随时与天地之气的变化同步，二十四节气的设立，是人为地将整个天地气交过程分节段，就如同公路上的路牌一样，帮助人们认识天地气运的变化，人们将这种节段变化运用到生活中，以便能时刻跟随气运变化的脚步。年节律中有二十四节气，在人体生理上有脊椎二十四节以应之，在道教《修真图》（图 1-1）的内丹法中有体现。

四、年中之时有寒暑（下）

二十四节气是对四时认识的再次细分，一时之中有六气，春时六气中名字里有两个带"春"的节气即"立春"和"春分"，同样的夏时六气中名字里有两个带夏的，秋冬同样如此，将四时中这八个节气挑出来，就是八节。所谓节，就像竹节一样，是事物关键点所在，在二十四气中，此八节为紧

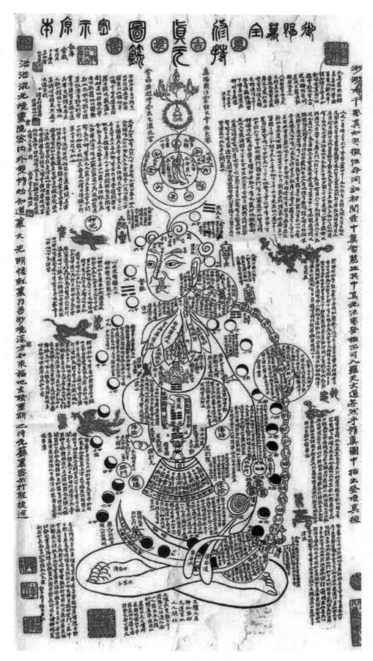

图 1-1　修真图

要之处。《周髀算经》说："凡为八节二十四气。"赵爽注："二至者，寒暑之极；二分者，阴阳之和；四立者，生长收藏之始；是为八节。"此八节是运气流转中的八个特殊节点，或为阴阳之分，或为水火之极，而在整个一年当中的气运流转过程中，天地曾不能以一瞬，以此八节点为准，二十四节气分为八个节段，每个节段内有三个节气，所谓"三气为一节"。在人体生理上也有八节与天时八节相应，人之四肢关节在上有肩、肘、腕、指，在下有髋、膝、踝、趾，四肢八节与天地八节相应。以天地言之，则积阳在上为天，积阴在下为地，以人体应之则在上为心，在下为肾，人之心肾以应天地，天地之间有气液升降往来，一年一交合，人之心肾之间有气血升降往来，一年一回旋。寒暑之间气血于心肾之间升降往来，春夏上行，秋冬下行，以四肢八节应四时八节，夏至心气出至指节，肾气收至髋，冬至肾气出至趾节，心气收至肩。

地天交泰，气液往来形成气候，反映的是天地升降过程中温度和湿度变化规律，一年之中二十四节气的气运往来统归于六气认识。桂林古本《伤寒杂病论·六气主客第三》记载："问曰：六气主客何以别之？师曰：厥阴生少阴，少阴生少阳，少阳生太阴，太阴生阳明，阳明生太阳，太阳复生厥阴，周而复始，久久不变，年复一年，此名主气；厥阴生少阴，少阴生太阴，太阴生少阳，少阳生阳明，阳明生太阳，复生厥阴，周而复始，此名客气。问曰：其始终奈何？师曰：初气始于大寒，二气始于春分，三气始于小满，四气始于大暑，五气始于秋分，终气始于小雪，仍终于大寒，主客相同，其差各三十度也。"六气分主客，所谓主气，就像主人一样常住，周而复始，久久不变，年复一年，年年如此，就像地球对太阳的公转一样，日复一日，年复一年，因此主气流转的顺序代表年节律上气候的周期规律，而客气就像做客一样，并不是固定不变的，因为在五运六气的甲子周期内，每一年的气候主题都是不同的。主气流转自大寒而始，初之气厥阴风木，二之气少阴君火，三之气少阳相火，四之气太阴湿土，五之气阳明燥金，六之气太阳寒水，年复一年，再回到厥阴而始。以一年中天地气液的阴阳变化规律分析，阳动为风，阳出为火，阳阴俱出为暑，阳入阴未藏为湿，阳阴俱入为燥，阳阴俱藏为寒，这是水湿与阳热协调变化的正常有序状态。如果这种协调关系被打乱，阳动阴未随或者阴动阳未动就会产生太过与不及，太过与不及六气就变成了六淫。天有气液，气液流转分生六气，人有气血，气血运化变应六经，所谓"天下之有常，万物皆张，人亦有长，四时微扬。故太阳之脉，多营少气；少阳之脉，多气少血；阳明之脉，气血俱多；少阴之脉，少血多气；厥阴之脉，多血少气；太阴之脉，多气少营。此处天地应四时法自然之规也。"（《太乙版黄帝内经·太初·戊乙》）。由此可见，五脏系统与六经系统是两套各自独立的系统，是从不同的角度来认识天人合一。

在以地球公转为周期的年节律内，以四时、六气、八节、十二月、二十四节气、七十二候的不同层次上分段，人体生理上分别有四气、五脏、六经、十二经脉、二十四脊节应之。在天人合一的生命观念下，我们可以从更多的角度来认识人体生理，养生治病，应对临床上的疾病病理变化。因为宇宙具有时空一体的特点，所以时间上的时、节、气、候分别有空间上的对应，时间上六气对应的是空间的六合，前、后、左、右和上、下，正如《黄帝内经》对人体内三阴三阳的描述"少阴之上，名曰太阳""太阴之前，名曰阳明""厥阴之表，名曰少阳"。时间上的四时八节与空间的四面八方相应。"东方青色，其时春。其气通肝，开窍于目。……南方赤色，其时夏。通气于心，开窍于耳。……中央黄色，其时长夏。通气于脾，开窍于口。……西方白色，其时秋。通气于肺，开窍于鼻。……北方黑色，其时冬，通于肾，开窍二阴。"（《太乙版黄帝内经·太合·丙丁》）

"天象与圆，地道行方。圆曰周回，方曰方道。周回一也，方道四而八。圆冬初曰溯，风西北，小肠太阳伤，舍四十五日有半日。冬中曰冰，风在北，肾少阴伤，舍四十五日有半日。春初曰肇，风东北，大肠阳明伤，舍四十五日有半日。春中曰冲，风在东，肝厥阴伤，舍四十有六日。夏初曰荣，风东南，胆少阳伤，舍四十有六日。夏中曰解，风在南，心少阴伤，舍四十五日有半日。秋初曰萧，风西南，胃阳明伤，舍四十五日有半日。秋中曰杀，风在西，脾肺太阴伤，舍四十五日有半日。周而复，无已故。"（《九常记·权衡·庚甲》）

因为中华文明的奠基始于中原地带，所以上面提到的天人合一的时空对应关系，有一定的地域局限：一者是相对于北半球的中国来说，南热北寒，因而以南应夏，北应冬，如果放到南半球去，这种对应就要反过来；二者因为中国西北高东南低的地势。所谓"天不足西北，地不满东南"，西北为高原，东南为海洋，热带季风自东南方向而来，带来温暖湿润的升发之气，与春相应；寒冷季风自西北方向而来，带来寒冷干燥的肃杀之气，与秋相应。如果是西欧平原东高西低的地势，生气自西来，杀气自东来，这种对应关系也要反过来。

五、月中之时有朔望

古人对于月节律的认识一定早于年节律，因为三十天的阴晴圆缺相比于三百六十五天的寒来暑往，这种周期变化要明显的多，因而夏历将以月相变化为周期的太阴历，与表示太阳回归周期的二十四节气结合，成为具有中华民族特色的阴阳合历。经历一次寒来暑往，月相大约要经历十二次朔望，因此一年中有十二个月，然而一个朔望月周期为 29.5 天，一个太阳回归年周期为 365.25 天，十二个朔望月下来，不能满足一个回归年，产生了 11 天左右的误差，将这个误差不断积累之后形成整月，置于正常月份之后形成闰月。以朔望月周期为依据制定历法，并且传承千年，应用千年，从未有一个民族文化能像中华民族那样，对月亮有如此的痴迷。"春江花月夜""月上柳梢头""月到中秋偏皎洁""月是故乡明"，无论是文艺诗歌，还是普通民众的生活，月亮已成为中国文化传统中不可或缺的一部分。当然这种文化传统并非空穴来风，因为天人合一的宇宙观印在每个人的骨子里，人与天地相应，日月星辰是人类社会永恒不变的标准。

一月之中月相变化从朔日新月开始，经历上弦月－满月－下弦月，最后到晦日不见月相。这种月相上由缺到圆，再由圆到缺的直观变化，与上半年昼长夜短，下半年昼短夜长的昼夜变化一样，可以让人们对阴阳消长的认识更加深刻，就如同太极图的黑白双鱼轮转一样。以现代天文学的角度分析，月球本身不发光，我们看到的月光是月球反射的太阳光线，之所以会产生月相消长的现象，是因为月球的反射角度不同。月球沐浴在太阳的光线中，必然是一半在光照中，一半在黑暗里，正如我们在阳光下必然是一半阳光，一半阴影。月球围绕地球做公转运动，不同的时刻月球所处在公转轨道的不同位置，身处地球上的我们看到月球的角度便不完全相同。当月球处在地球的迎光方向上时，月球处在地球与太阳之间，三者连成一条直线，处在地球黑夜中的我们看不到月球，此时月相表现为晦月。当月球处在地球的背光方向上时，这时地球处在太阳和月球之间，三者成一条直线，处在地球黑夜中的我们看到月球全部的反射面，此时月相表现为望月。除了望月和晦月两个特殊的点，在一个月的大多时间里我们大多是看到月球的侧面，随着月球在公转轨道迹上运转，反射角度的变化造成了反射面和背阴面的消长变化，从地球上看来就是月相盈亏。实际上并不是月球真的消长了，月球的大小是不变的，变化的是我们看它的角度。如果我们在地球上看到下弦月时，在与地球相对月球的对面看，一定是凸月，正如太阳直射点在南北回归线之间移动，造成了地球上昼夜长短的变化，当北半球的我们处在昼长夜短的夏季时，南半球的人们就处在昼短夜长的冬季，这是阳光照到地球上的角度不同产生的。从月相盈亏产生的原理可以深入理解阴阳的消长转化关系，月之盈亏消长如同一年当中的寒暑关系，即寒来暑往、寒尽温来。如果夏天暑热时阳气被寒凉损伤，以至于万物生长无力，天气轮转到冬时必然阳气不潜藏，寒冷不足，如此形成恶性循环，冬不寒冷，夏不酷热，天地之气流转不利而阴阳互损，天地之气不交则万物失于常道，正如《黄帝内经》中"冬伤于寒，春必病温，奉生者少"。因此，从阴阳自身一分为二的两仪角度来看，阴阳两者关系是阴消阳长，阳长阴消，但是从阴阳合二为一构成的太极来看，阴阳并没有产生消长，是整体一气周流运转造成的，阴阳两者关系是此长彼亦长，此消彼亦消，这正是《三十六计》讲的"阴在阳之内，不在阳之对"。

月球周而复始的公转运动，形成了月相应时而圆应时而缺的稳定规律变化，而月球公转对地球的最大意义就是引力的变化。地球与日月之间的公转运动，代表彼此之间存在吸引力，其中月球距离地球最近，因而月球公转过程中的引力变化对地球的作用表现明显。地球表面上70%都被海水覆盖，因此月球公转过程中的引力变化直接造成地球上海水的潮汐变化。《海潮图序》说："潮之涨落，海非增减，盖月之所临，则之往从之。"《论衡》中曰："涛之起也，随月盛衰。"大海之水，朝生为潮，夕生为汐，一个月中潮汐的变化随月相变化，现代生理学研究人体内的平均水分含量为70%，在血液里的水更是高达90%，如潮水起落一样，人之气血盛衰随月之盈亏变化。

　　人与天地相参也，与日月相应也。故月满则海水西盛，人血气积，肌肉充，皮肤致，毛发坚，腠理郄，烟垢着，当是之时，虽遇贼风，其入浅不深。至其月郭空，则海水东盛，人气血虚，其卫气去，形独居，肌肉减，皮肤纵，腠理开，毛发残，胶理薄，烟垢落，当是之时，遇贼风则其入深，其病人也，卒暴。(《灵枢·岁露论》)

　　月始生则血气始精，卫气始行；月郭满则血气实，肌肉坚；月郭空，则肌肉减，经络虚，卫气去，形独居，是以因天时而调血气也。(《素问·八正神明论》)

　　气血盛衰不是人体的气血总量增加或者减少，而是像天地日月的轮转一样，是气血在身体内流转的结果。月圆时血气外浮，肌肉皮肤毛发气盛，卫气强盛的同时卫外能力强，能抵御外邪入侵，但是与此同时身体内部的脏腑气血一定是虚的，就如同夏天气浮于外，脏腑内气虚弱，容易被寒凉伤及脾胃，同样的道理月缺如冬时，万物凋残闭零，但是脏腑内部气血是充盛的。随着月相盈缺的规律变化，人体内气血盛衰往来有常，直接的生理表现就是女子的月经现象。《本草纲目》说："女子，阴类也，以血为主，其血上应太阴，下应海潮，月有盈亏，潮有朝夕，月事一月一行，与之相符，故谓之月事、月水、月经。"气血的盛衰与月相周期变化有关，因此《黄帝虾蟆经》根据时辰、月象的不同变化，从每月初经上弦、望日、下弦直到月晦，随着月亮的盈缺，人气所在之处，确定针灸宜忌。"兔和虾蟆所在处，忌不可灸刺伤。"又如"月生一日，蛤蟆生头喙，人气在足，小阴至足阴不可灸，伤之使人阴气不长血气竭尽泄利，女子绝产，生门塞，同神。"《素问·八正神明论》说："凡刺之法，必候日月星辰。""月生无泻，月满无补，月郭空无治。"明白禁忌之处的道理，也就是理解了治病的法门所在。

六、日中之时有昼夜

《钟吕传道集·日月》中讲："天地之阴阳升降，一年一交合；日月之精华往来，一月一交合；人之气液，一昼一夜一交合。"天地之间有阴阳存之，年中之时有阴阳为寒与暑，月中之时有阴阳为盈与虚，而这两者的阴阳变化均不如日中之时明显，昼夜交替，日月轮转，寒热温凉的交替变化可以在一天之内经历，因此日中之时对人的影响最为密切。"日之东出而西未没为昼，西没而东未出为夜，是此以日之出没，以分昼夜。"昼为阳，夜为阴，地球接受来自太阳的光照，总是一半在阳光中为白昼，一半在黑暗中为黑夜，地球自转产生昼夜的交替变化。地球自转产生的轨迹为赤道，地球公转产生的轨迹为黄道，因为黄道与赤道并不重合，呈现一定角度，所以地球在黄道中公转时，太阳直射点在赤道南北之间波动，产生昼夜长短的周期变化。以日出日入为界分昼夜阴阳，这是对日中之时阴阳的直观观察，是对哲学上"太极生两仪"过程的认识。当然对阴阳的认识是无限可分的，阴阳之中可以再分阴阳。《素问·金匮真言论》中："故曰：阴中有阴，阳中有阳。平旦至日中，天之阳，阳中之阳也。日中至黄昏，天之阳，阳中之阴也。合夜至鸡鸣，天之阴，阴中之阴也。鸡鸣至平旦，天之阴，阴中之阳也，故人亦应之。"以日中和合夜为分界，可以将昼夜各自内部再分阴阳，由两仪生四象。古代历法中以日晷测影来确定日中正午，与日出和日落来共同确定夜半正中，以日出点、日落点、日中点和宵中点确立一日当中的四极点，以此四极点为依据，将一日分为四象。以昼夜分阴阳，这是从直观上对光明与黑暗的认识，而以日中和合夜分阴阳，这是从微观上的气机升降变化来认识的。

从夜半正中点开始，天地气机经历了由降转升的转折，阳气逐渐升发，阴气逐渐消减，直到日中正午达到顶峰，开始由升而降的转折，阳气逐渐消减阴气逐渐增加。《灵枢·营卫生会》曰："夜半为阴陇，夜半后而为阴衰，平旦阴尽而阳受气矣。日中而阳陇，日西而阳衰，日入阳尽而阴受气矣。夜半而大会，万民皆卧，命曰合阴，平旦阴尽而阳受气，如是无已，与天地同纪。"古代历法中将一日分为十二时辰，以应地支十二之数，以夜半起子，日出在卯，日中为午，日入为酉，以卯酉分昼夜的阴阳，以子午分气机升降的阴阳，子午卯酉基本上可以确定一日之中的四极。从子至卯，为阴中之阳；从卯至午，为阳中之阳；从午之酉，为阳中之阴；从酉至子，为阴中之阴，与一年当中的四时阴阳一样，一日之中气运分四象，构成了一个微型的"四季"。天有阴阳，人亦有阴阳应之，人体结构中的生理特点与天地时节符合。《素问·金匮真言论》说："故背为阳，阳中之阳，心也；背为阳，阳中之阴，肺也；腹为阴，阴中之阴，肾也；腹为阴，阴中之阳，肝也；腹为阴，阴中之至阴，脾也。"人体结构以膈膜以上胸背部为阳，膈膜以下腰腹为阴，如年之寒暑，日之昼夜。天中阴阳可再分，人体结构之中的阴阳也可再分，胸中为阳，胸中脏腑以心为阳，肺为阴；腹部为阴，腹部脏腑以肝为阳，肾为阴，正如寒暑昼夜当中的气机升降。脾为阴阳的交界，是人体内外上下升降的枢机。天之时运、地之方位以及人体的生理结构，在天人合一的思想下有机地结合为一体，成为中华文明的基因。

脏腑与天时相应，是因为人体的气机运化跟随天地节律同步。《素问·生气通天论》言："故阳气者，一日而主外，平旦人气生，日中而阳气隆，日西而阳气已虚，气门乃闭。"人身之气血生生不息，运动不止，昼夜往来对人体运化的影响表现在营卫的循行交合。《灵枢·寒热病》曰："阴跷、阳跷，阴阳相交，阳入阴，阴出阳，交于目锐眦，阳气盛则瞋目，阴气盛则瞑目。"《灵枢·卫气行》曰："平旦阴尽，阳气出于目，目张则气上行于头，夜行于阴，则复合于目，故为一周。"《灵枢·营卫生会》曰："人受气于谷，谷入于胃，以传与肺，五脏六腑，皆以受气。其清者为营，浊者为卫，营在脉中，卫在脉外。营周不休，五十而复大会。"除了干支计时以外，一日之内的计时方法有多种：一者以漏水记刻，一日一夜漏水下百刻，以滴漏计刻是对一日时间的人为划分；还有一种以星宿计时，因为地球的自转以天极帝星（北极星）为轴，以帝星为中心将周天划分二十八星宿，地球自转一昼夜遍行二十八星宿一周，因此一昼夜分为二十八舍，每一舍有三十六分。通过对一日之内时刻的人为细分，可以深入认识昼夜之间营卫循环的详细过程，人体内营卫的运行与时运亦是如此。

在道教思想中，凡是自然界中客观存在不以人主观意识为转移的事物，都有神明所主，时间中的四等时也不例外。天庭中有分别值年、值月、值日、值时的四位小吏，称为四值功曹，当然这是一种神话的认识，但这背后包含了一定的科学道理。身中用年，年中用月，月中用日，日中用时，年、月、日、时四等时与人体的生命节律息息相关。不只中医学认识到了人体与天地同频的生命节律，在现代西方生物学中也有相同的认识，称之为生物钟。生物钟是指生物体对时间的感知与反应，如候鸟迁徙、草木枯荣、雄鸡报晓、母猫思春等。人体内也有生物钟节律，对人的工作、学习和行为影响最大的是体力、情绪和智力节律，俗称"人体三节律"，其波动周期是：体力周期23天，情绪周期28天，智力周期33天。除了这种宏观的节律表现，在人体内部诸多器官、组织、细胞中，其形态功能同样具有呈现节律变化的生物钟，比如在人体之内分泌中，甲状腺素的分泌呈现季节变化的年节律；男女性激素的分泌呈现月节律；生长激素、褪黑素、皮质醇的分泌呈现昼夜变化规律，下丘脑腺垂体有些激素的分泌呈现出分钟或者时辰内的变化节律。这种人体内微观发生的生命节律我们不太容易发现，但是脏腑节律在身体外的表现，比如呼吸、心率、血压、饮食、睡眠和大小便，我们能比较容易捕捉到。通过望闻问切、视触叩听等诊察方法司外揣内，我们可以探知内在脏腑运化的功能强弱，从而对人体内疾病病理做出正确的诊疗。同样观察时间在其他生物中表现出的生命节律，可以探知植物的药性，以此生物自然之偏性，来纠正人体病理之偏。

第 2 章　经天纬地见纵横，
人身生理蕴龙凤

一、经天纬地

以经纬度来定位地球坐标，这给我们的生活带来了极大的便利，以地球自身的南北走向为经，东西走向为纬。将经纬线人为的标定度数，这样地球就像被织成了一张网，只要能确定某个地方的经纬度，我们就能立刻确定位置，虽然经纬度的普及应用是近几百年的事，但是经纬的概念却是源远流长的。

从字形上分析，经和纬这两个字部首都从"糸"，代表丝线，经纬的概念最早来源于纺织。"经"字繁体为"經"，右半部分的"工"代表纺织机器，上面一横代表来回纺织的机杼。"巛"是一条条平行的纺线，最初始人们把织布机器上的纵向直线称为"经"线，这是经字的由来。至于"纬"指的就是穿梭在经线上横向编织的横线，经线与纬线编织在一起才能布。正如《文心雕龙》说："经正而后纬成。"很显然整个纺织过程中，经线起到了中流砥柱的作用，经线不正，纺织的标准就受到影响，就没法编织出精美的纺织物。后来经和纬的概念逐渐扩大，产生了许多同源字，比如"茎"代表植物身体中轴的部分，与经线所指示的概念本质上是相同的。中药里有一味药叫"苇茎"，"苇"字的意义同样来源于"纬"，指的是芦苇，它的根在沼泽中横向铺开生长，就像纺织里的纬线一样，因此取用从横根中长出而未出水面的短茎入药，通肺之络，清肺解热，消痈排脓。后来"经"和"纬"的概念逐渐升华，除了代表具体的事物，还能代表一些抽象的概念，像"四书五经""经典""经济"的概念都来源于此。我们常用"经天纬地"形容一个人才能广大，那为什么不是"经地纬天"呢？天地在古代并非单纯指代物理形式上的天地，而是更多的指代升华意义上的"时空"。因为在时空环境中天时的意义起主导作用，所以古人以天为经以地为纬，经和纬有了哲学意义上的赋予。"经"代表的是同一系统上下等级之间的直接关联，是一种纵向关联思维，而"纬"代表同等级上不同系统之间的间接联系，是一种横向关联思维，世间万事万物逃不出这两套思维体系的认知。在我们民族的思维传统里两者是并重的，因为"经学"思维的显性特点以"证悟"为主，因此在传统教育中以经学为基础启蒙，这也使得儒家确立了正统地位。而"纬学"思维隐藏在"经学"思维中，使得这种思维的培养模式呈现一种隐性特点，即"体悟"，这是道家的思维方式。因此"纬学"思维相对"经学"更上一层，显得更高冷，于是其曲弥高，其和弥寡，"经书""六经"人人皆知，而"纬书"却知之甚少。在中国历史上有很多经天纬地的大才，他们都是从参透经纬，将两者合二为一开始的，而最通用最保险的路线就是儒家，从格物致知开始，最后到达治国平天下的境界。作为一个医生，要想了解人身这一小天地，我们也要从认识生理结构中的"经""纬"关系开始。

二、生命结构纵横观

西方做研究的最基本思想就是控制变量，尽量将可能影响研究结果的干扰因素排除，研究人体生理结构也是这样，尽可能把研究对象从环境中单独分离出来，越纯粹越好。系统解剖学把与神经传导有关的组织器官剥离出来，组成神经系统；把与淋巴免疫有关的组织器官分离出来，组成淋巴系统；把与血液循环有关的组织器官剥离出来，组成血液循环系统；研究骨头，就要把肉剔干净，研究淋巴，就要把神经剔出去。单纯按组织学分类的好处就是能保证纯粹性，发现组织之间的功能差异，然而人体的生理结构并不是割裂式的，健康的人体形神兼备，有形的实体结构和无形的功能表现两者有无相生阴阳一体，构成了完整的生命系统。

生物学中认为细胞是人体结构和功能的基本单位。我们的生命体最初始于一个受精卵细胞，经过不断地分裂和分化发育形成组织，不同的组织按照一定的次序联合起来发育成器官，多个器官按照一定的次序协同完成某项生理功能发育成系统，各个系统协同作用，构成人体生理结构复杂的整体关系。从一个细胞发育到整个人体，中间要经过多次系统升级，正如从一个家庭到一个国家，中间经过村—镇—县—市—省等多级行政单位。生命体是一个由细胞、组织、器官和系统多级结构构成的有序整体，要想完整的认识生理系统的运化规律，我们就要以经纬思想将人体系统拆解，像织布一样。在生理结构内部，纵向上分析不同等级之间的关系，比如系统和器官、器官和组织之间的关系；横向上分析同等级上不同系统之间的联系，比如不同系统、不同器官之间的联系，从纵向关系和横向关系认识人体生理，这就是人身经纬。我们以具体的生理功能来说明，西医解剖学上认为人体生理是由八大系统协同工作完成的，血液循环系统是其中一大系统，主要由心脏、动脉和静脉以及其他组织结构构成的。血液循环系统为其他脏腑运输新鲜血液，因而与其他系统产生联系，比如呼吸系统，探寻血液循环系统与呼吸系统之间的生理关系，这是在横向思维上对人体生理的认识。在循环系统内部，心脏器官是整个血液循环的核心，是动脉供血的出发点和静脉回血的终点，而心脏内部有自己的营养系统，冠状动脉及其分支动脉，为心肌组织供血，探寻血液循环系统与心脏器官之间的关系，就是从纵向思维上对人体生理的认识。同样的道理，心脏作为一个器官，必然与其他器官在生理上产生联系，这是在横向关系上的认识，在心脏内部有自己的血管、淋巴、肌肉组织，这是在纵向关系上的认识。

从纵横两个角度认识人体，就像西医解剖学以系统解剖和局部解剖两个角度认识人体一样，这是经纬思想在人体生理认识上的应用。

生理系统中存在着纵横两种关系，导致了人体的病理发展过程中也有这样的两种传变关系，这种思想久久留存于中医学的病理观念中。一种为疾病跨越等级在纵向关系上的传变。《素问·缪刺论》说："夫邪之客于形也，必先舍于皮毛，留而不去入舍于孙脉，留而不去入舍于络脉，留而不去入舍于经脉，内连五脏，散于肠胃，阴阳俱感，五脏乃伤。此邪之从皮毛而入，极于五脏之次也。如此则治其经焉。"由皮毛入孙脉，入络脉，再入经脉，最后达到脏腑损伤五脏，这种病理传变方式是跨越等级的传变，体现的是人体生理结构中的纵向关系。至于横向上的病理传变，可以参考五脏间的生克关系，五脏在同一系统下相生相克，互为生存基础，又互相制约，正如"见肝之病，知肝传脾，当先实脾"，以现代医学的病理观念认识，消化系统的疾病发展下去会影响到循环系统，循环系统疾病又会影响呼吸系统和泌尿系统。病理在同等级的系统之间互传，与跨越等级的传变方式不同，依靠着同等级之间的联系性，病理从一个细胞传变到另一个细胞，从一个器官影响到另一个器官，是对人体生理系统横向关系的体现。实际上任一局部病理的发生，对生理系统的伤害都是双向的，在纵横两个方向上都会有影响。假如一个家庭中丈夫出了问题，势必对妻子和父母都会产生影响，对谁产生的伤害大，取决于妻子和父母，并不在丈夫本身。疾病的传变方向取决于人体纵横关系的相对强弱，因为现实中人体在纵横关系上的生理运化并不是各自为政，而是相辅相成构成生理系统的整体性。当冠状动脉硬化堵塞时会导致心肌缺血，从而影响到整个血液循环系统的运化过程，循环系统的功能不足又会影响其他系统的功能，如影响呼吸系统产生呼吸困难，影响消化系统产生胃肠壅滞等表现。

　　生理系统中的脏腑之间通过纵横关系互相依存，将脏腑生理紧紧地凝聚成一个整体，这就是人体的正气。正如一个国家依靠着这两种关系，将各地区凝聚成一个强大的整体，这就是一个国家的综合国力。国家的政府机关由多个部门分工合作共同构成的，比如中央政府由卫生部、教育部和文化部等多个部门构成的，这代表了同等级上不同部门之间的横向关系。而国家行政分级上又有省、市、县多级行政单位，各部门在各行政单位上都有相应的机构，这是同一部门不同等级上的纵向关系。比如同样负责卫生职责，在中央级别上有卫生部，在省级别上有卫生厅，在市级别上有卫生局，这样形成的由上到下不同等级上的卫生系统。国家机器的正常稳定依靠纵横两种关系的协调维持，每级机构都要承担相应的责任，既要对同一系统上不同级别的部门负责，如卫生厅与卫生部互相负责，又要对同等级上的不同部门负责，如卫生部门与教育部门互相负责，在其位，谋其政，如此才能保证国家的繁荣昌盛。

三、人身龙凤

人体的生理结构与国家机构如出一辙，这种结构根源于运动不息的宇宙结构。因为每个星球都处在同等级的自转和不同等级的公转运动中，为维持整个宇宙的整体稳定而努力，所以宇宙结构通过这种自转和公转关系建立起整体系统，卫星围绕行星公转，行星围绕恒星公转，恒星围绕更大等级上的星系公转，各级星球都同时处于无休止的自转运动中。以太阳系为例分析，太阳为太阳系恒星系统中的最高等级，在太阳等级之下有八大行星围绕太阳公转，而每个行星系统中都或多或少有自己的卫星在公转，在太阳系中太阳等级最高且是唯一，而太阳系中的行星和卫星却有许多，而且等级越低数量越多，所以这种金字塔型的宇宙结构，成为养育世间万物的生命模型。

在传统的道教和佛教思想中同样将天地分层，在民间传统中认为天有九重。屈原《楚辞·天问》中说："圆则九重，孰营度之？""九天之际，安放安属？"我们日常说的九泉和九霄就来源于这种认识。在道教典籍《云笈七签》中则介绍了三十六天，天地人三界共二十八天，加上四梵天、三清天与大罗天共三十六天，在《西游记》的描述中太上老君居住在三十三层天外天，在佛教中也有三十三天、十八层地狱等说法。将天地分层，这种思想可以看作是对宇宙系统的金字塔模型结构认识，随着系统处在金字塔中的等级越来越高，其数量越来越少，所谓其曲弥高、其和弥寡，正是这个道理。处在金字塔底层的有千千万万，但是处在金字塔尖的必然是唯一的，正如人体内细胞有亿万，脏腑有若干，但是心神只能有一个。

由纵横关系共同维持的这种金字塔型的生命结构，系统稳定性最高，成为宇宙万物的生存之道，同时这种生命结构赋予了经纬另外一层意义，那就是中央和地方，也就是人体的龙和凤。何为龙凤？龙如游鱼，如树之主干，如山之主脉，如屋之脊梁，一径而上腾下达，立根坚固；凤如鸟羽，如叶脉之细小丝络，如山脉之支络，如屋之椽，如网络一般鳞次栉比，流行变化。从外观上看人体的结构，以脊柱为中心，是人体所有的脏腑肢体的支撑，如龙之形，根基永固；从脊柱向两侧延伸至四肢经络，如凤之舞，流化无穷。龙凤在《易经》中称之为龙马，正所谓龙马精神，龙马是乾坤二卦精髓的代表，分别代表自强不息和厚德载物。立定一个目标坚定不移的前进，这是龙的精神，是为自强不息；在向着这个目标前进的路上有容乃大，这是马的精神，是为厚德载物，孟子称之为弘和毅，龙游大海，凤飞九天，靠的就是这两种精神。所有的整体系统中都可以分出龙凤，一片树叶的脉络是由一条主干和若干侧枝构成的，一个团队由一个最高领导和若干员工构成，龙代表金字塔结构中的上层建筑，凤代表金字塔结构中的下层基础，只有上下一心，整个系统才会稳固。

　　人体内龙凤之间的这种整体关系，如同一个国家的中央和地方，中央集权的目的是为了保证国家的整体稳定。所谓覆巢之下焉有完卵，国家中央的存在就如同巢穴一样保护着鸟卵，这在古代称之为"君"，"君"并非仅仅指代坐在皇位上孤零零的皇帝，更指代皇帝所代表的国家中央，而在地方上的广大民众则是被国家中央保护的卵，这在古代称为"民"。没有国家的庇佑，民众一样能生活，只是安全性不能保障，你今天辛辛苦苦创造的财富，说不定明天就会被抢劫一空，这就是军阀混战的乱世生活。因此广大民众希望得到国家中央的庇护，同时愿意付出一部分劳动成果来支持国家中央，成为国家中央存在的根基，有了广大民众的支持，国家中央的存在才有意义。所谓得民心者得天下，这是所有建国者们的共同点，也是亘古不变的真理，因此毛主席才走出了一条"农村包围城市""放手发动群众"的革命道路，这与孟子"民为贵，社稷次之，君为轻"的认识不谋而合。处于金字塔底层的"民"是处于金字塔尖的"君"的坚实基础，而"君"是"民"的执行表现，如果"君"一味地掠夺于"民"，或者"君"无力履行义务为"民"提供庇护，"民"必然不会再支持拥护"君"，则君为昏君，民为暴民，国家机器必然走向崩溃，懂得"水能载舟，亦能覆舟"的民本思想，这是社会主义和资本主义的根本区别。当人体系统中的"君"和"民"不能相亲相爱，系统的纵横关系无法维持时，整个系统的整体性就会遭到破坏，病理异常就发生了。当然这种病理可以发生在生理结构的任何一个等级上，如果发生在中央，这是比较致命的，中央力量减弱约束不住地方，会导致整个系统分崩离析，比如急性心衰竭会导致人体循环崩溃而死亡；如果发生在地方上，对人体的伤害相对小一些，但是如果不及时处理，会慢慢发展成心腹大患，比如一些慢性的炎症和肿瘤。

由经纬两种关系构成的人体金字塔结构，是造物主为了维持生理系统整体结构的稳定性而做的设定。虽然古代中医学没有机会利用现代科技，对人体的形体结构形成像细胞组织样精细的认识，但是不妨碍古人的智慧超群，能从其他角度将人体生理认识得细致而完整，比如中医学独特的经络系统就是经纬相合认识人体的典范。通过经纬相合的角度认识人体金字塔模型的生理结构，我们对生理系统的整体运化规律认识得更加深刻，以此生理运化过程来分析人体的病理变化，可以帮助人们更好的认识疾病治疗疾病，这应该是我们作为中医人的永恒追求。

第 3 章　论阴阳脏腑内外，合一气出入循环

一、内外阴阳与脏腑出入

《素问·阴阳应象大论》说："阴阳者，天地之道也，万物之纲纪，变化之父母，生杀之本始，神明之府也。"天地之道立则阴阳之气生。积阳为天，阳性轻扬因而天气清轻；积阴为地，阴性沉降因而地性重浊。若天地各随其本性，天气上行不能下降，地气下行不能上升，则天地气运不交，不能生育万物。《素问·阴阳应象大论》说："地气上为云，天气下为雨，雨出地气，云出天气。"天气在上，地气在下，天气下行为雨，地气上行为云，天地之间云行雨施，有序的气机升降构成天地往来的圆运动，因而万物并育。天地升降营造的生态环境是为太极，而天地间的气机升降往来便是阴阳，阴阳是相对的又是一体的，有阴必有阳，有阳必有阴。我们画太极图时首先画一个整圆，这代表整体循环的太极，然后我们中间画条反 S 弧线来分化阴阳，实际在画出这条双鱼线的同时，阴阳便同时产生了。天地气运，合而言之，则曰太

极，代表天地间气机升降的圆运动；分而言之，则为阴阳，代表气机运动有升降、出入的状态。人体的生理与天地相应，以太极言之，代表各脏腑共同运化形成的整体；以阴阳言之，代表脏腑运化中上、下或内、外的具体表现，比如我们的血液运行由动脉出心脏到达四肢末端，再由静脉从四肢百骸回入心入脏腑构成一个循环，这个出入循环的整体过程就是太极，而一出一入就是构成太极的阴和阳，是对整个运化过程的具体表达。人体的生理运化过程都是由阴阳双方构成的一个整体，一个神经反射弧也是由传入传出两条路径构成循环，内分泌也是一个由正反馈负反馈调节构成的整体闭合回路，可以说没有阴阳不成太极，没有太极分不出阴阳，所以说"孤阳不生，孤阴不长""阴在阳之内，不在阳之对"。

在《素问·金匮真言论》中首先以内外来认识人体生理之阴阳，"夫言人之阴阳，则外为阳，内为阴。言人身之阴阳，则背为阳，腹为阴。言人身之脏腑中阴阳，则脏者为阴，腑者为阳。肝、心、脾、肺、肾，五脏皆为阴；胆、胃、大肠、小肠、膀胱、三焦，六腑皆为阳"。因为构成人体生理的脏腑系统有多个层次，这就造成了阴阳的无限可分性，也就是阴阳的多重性，所谓"阴中有阴，阳中有阳"。如果以人体为阴，那么外界环境就是阳，这里隐藏着一个"太极"，那便是天人合一的生态系统；如果抛开天地环境把层次降低一些，以人身为"太极"整体，那么在人体内部也有阴阳，以胸腹为阴，以腰背为阳；再将层次降低，如果以脏腑为"太

极"整体，那么脏为阴，腑为阳。通过以内外分阴阳的角度
扩展认识，我们还能以脏腑和四肢相对内外来分阴阳，以筋
骨和皮肉相对内外来分阴阳，以营血和卫气相对内外来分阴
阳……在不同的系统层次上，可以通过相对的内外关系来
分化阴阳，可见阴阳是对立统一的，也是无限可分的，生理
系统中的内外阴阳关系，反映的是气机运化过程中的出入
表现。

　　人体的各项生理功能都是通过细胞组织的工作来完成的，
而细胞组织的功能维持必然会消耗能量。由于人不能像植物
一样通过光合作用直接利用太阳能，因此组织细胞工作所需
的能量必须从环境中获取，所以说人体不是一个自给自足的
封闭系统，不能脱离天地环境单独存在。人与天地环境构成
一个整体，生理系统的平衡稳定依赖天地环境的维持，从天
地中吸取机体所需的能量物质，同时将无用的代谢产物排出
体外，在饮食呼吸与汗便涕唾之间，身体完成了与外界环境
的物质交换，维持了机体内环境生理的稳定。如果没有呼吸
和饮食人会死，没有排汗排便人同样也会死，因此以内外出
入的角度认识人体生理结构，就显得格外有意义。与外界天
地环境出入往来，是人体生态系统中最大的内外关系，凡是
与外界环境直接接触呈开放状态的便属于外，而不与外界环
境直接接触的就属于内。饮食入口，呼吸入鼻，耳闻声，目
见色，鼻嗅气味，身触感知，不论是有形的物质还是无形的
声色能量信息，都要经过这些关窍进入人体，这是人体生命

能量的来源渠道；前阴通膀胱出小便，后阴通大肠排大便，毛孔通三焦排汗，还有涕、唾、痰、泪以及经水等生理现象，伴随着喜乐忧愁的情绪发泄，代谢产物都要通过这些关窍排出身体，防止变生致病因素。吸收和排泄一出一入，一内一外，共同维持着生理系统的平衡。

皮毛九窍等结构与外界环境直接接触，是人体与外界环境出入交换必须要经过的关口，理所当然成为生理结构中的最外层，就如同国家的关口一样，承担着国内外贸易沟通的作用。所谓"病从口入"，作为把守生理系统的第一道关口，关窍的功能对人体健康的影响至关重要。外在关窍的生理功能正常，内在脏腑气机的升降出入才会平衡，人体生态系统的稳定才能维持。当外感寒邪侵袭人体时会导致表窍郁闭，体内湿热无法通过汗孔排泄，就会阻碍正常的营卫运行，生理运化失衡出现发热、怕冷、头身疼痛的病理反应。同样二便不通也会破坏脏腑系统的平衡，这是由于排泄功能异常发生的病理。而在饮食不足以及缺氧的状态下，体内脏腑运化所需的能量不足，生理平衡同样会受到破坏，出现脏腑虚劳表现，这是由于吸收功能异常发生的病理。饮食、呼吸、汗液、二便这些与关窍功能直接相关的生命体征，直接关系到身体的健康状况，成为衡量人体健康的直观指标，同时也是《伤寒杂病论》中的治病关键所在，三阳在汗，三阴在便，因此叶天士才会有"养阴不在血，而在津与汗，通阳不在温，而在利小便"的认识。

二、脏腑运化，层层递进

人身与外界环境的相对内外便以此关窍为界，外界环境为阳，内部脏腑为阴，内外之间的气机出入循环往复，出浊入清，人体生态系统才能时时常新，如流水不腐，这在西方生理学上叫新陈代谢。新陈代谢这个词用得很好，旧的不去，新的不生。

中医学里有种病叫飧泄或者洞泄，指的是吃进去的食物没有经过任何的消化就被排泄出来，或者排便中夹杂有未消化的食物。在这个现象中，食物虽然也在人体内经历了一个与天地交换的出入过程，但是并没有达到新陈代谢的目的，由此可见生理运化过程中的出入交换是有层次的，人体内部的生理结构也有内外。关窍在生理结构上并不是独立存在的，本质上是人体内在脏腑组织的延伸，比如口通食管与胃肠，鼻通气管与肺，前阴通膀胱，后阴通大肠，汗孔通三焦。这些脏腑在结构上与关窍直接相通，而有些脏腑组织却不与关窍直接相通，比如心、肝、肾、脾等。这令人体的各种脏腑之间就产生了相对的内外，与关窍直接相通的结构属于生理系统中的外层，而不与关窍直接相通的结构便属于生理系统中的内层，这在中医学中称之为脏和腑。"言人身之脏腑中阴阳，则脏者为阴，腑者为阳。"脏者藏也，腑者辅也，脏是人体精华之所在，是人体生命活动的决策者，腑是脏腑功能的辅助，是人体生命活动的执行者，脏腑在结构上的差异决定了其生理作用的不同。"五脏者，藏精气而不泄，六腑者，传化物而不藏"，腑主传化物，腑气通畅保证气血化生有序，使得脏有所藏，而脏主藏精神，脏气泌固保证脏腑生理恒常，对腑气功能的调节有稳定作用。脏腑功能建立起良性循环，腑通脏藏，脏明腑顺，脏腑功能相互协调，生理系统的气机出入正常，新陈代谢才能有序地进行。

　　脏和腑以内外分阴阳，代表生理系统内部存在着内外出入的运化过程。外界环境中的营养物质进入人体为生命供能，是气机运化过程的入；身体内代谢产物排出身体，是气机运化过程的出。出和入构成人体新陈代谢的完整过程，在人体内无时无刻不在进行。在整个新陈代谢的过程中，通过胃肠消化饮食吸收营养物质，为细胞组织提供能量，是水谷精微吸收的最终目的，而这个过程是分步进行的。饮食入胃经过胃肠系统的消化吸收进入血液循环，这是营养物质进入人体的第一阶段；经过循环系统的转输，富含营养的血液被运输到全身组织中，通过毛细血管渗透入组织液中，这是第二阶段；组织液中的营养物质透过细胞膜进入细胞内，为细胞提供能量，这是最终阶段，同时也代表生理结构中的最深层。吸收过程反过来就是代谢产物的排泄过程，将细胞组织内的代谢产物排出体外，这是排泄过程的最终目的，和吸收过程一样也是分步进行的。细胞内的代谢产物由细胞内透过细胞膜进入组织液中，是代谢产物外出人体的第一阶段；代谢产物由组织液透过毛细血管壁进入血液，或者先渗透入淋巴再汇入血液，是代谢产物外出的第二阶段；血液经过肝、肾、三焦网膜等脏腑的过滤，没有利用价值的代谢产物被过滤出腑中，经过毛窍排出体外，是代谢产物外出的第三阶段，只要代谢产物和有害因素，如病毒、细菌被排解出人体，就不会再对人体的健康造成危害，疾病也就消除了。现实中新陈代谢的出入过程并不是单向分离的，如先完成一二三的吸收过程，再完成一二三的排泄过程，是分阶段同步进行的，比如最外层完成一个出入过程以后，再向第二阶段深层传导，第二阶段完成一个出入过程之后会再向第三阶段深层传导，将出入过程分阶段认识，这实际上反映的是生理系统的层次性。

在对生理系统的认识过程中，中医学中产生了许多特有名词，是对运化过程中某些生理功能的总结，比如营气、卫气、宗气、原气以及元气等，这些名词同样反映的是生理系统的层次性。饮食水谷进入胃中分道而行，谷气出走大肠为大便，水气出走膀胱而为小便，在此系统最外层一出一入之间清浊分离化生水谷精微，就产生了两种气——营气和卫气，营气为水谷之精气，行于脉中，卫气为水谷之悍气，行于脉外。这和肺脏的呼吸过程一样，肺脏一呼一吸，也是生理系统中最外层结构的出入表现，清气进入肺中，浊气排出体外，出入过程同时发生。呼吸精气与水谷精微相会于胸中，是为宗气，比单独的营卫之气或者肺气代表的脏腑层次要高一些。宗气在心肺功能的作用下布散三焦，也是出入同时进行的，浊气被排泄出身体，是为汗尿涕唾，精气归于三焦之根，也就是脐下肾间动气的命门处，由命门进入奇恒之腑和奇经八脉，是为原气，作为后天精气对先天精气的滋养，这比宗气的脏腑层次又高一些。命门为相火之原天地之始，不止是后天滋养先天的生门，也是先天精气化生后天功能之所在，出入同存，因为原气出于命门化生相火，维持各脏腑功能的有序进行，故曰命门。原气与元气代表的意义相同，是维持脏腑运化的原动力，总持五脏六腑营卫诸气，保证生理系统运化整体有序地进行。

三、生理结构，表里如一

人体的生理结构就像剥鸡蛋一样，由卵壳到卵膜，再到卵清和卵黄，最后到胚胎，分别具有不同的脏腑层次，处在不同层次上的脏腑结构各安其位、各司其职，整体系统才能稳定平衡。正如人体结构由细胞－组织－器官－系统在脏腑层次上不断升华而成，每个细胞的气机出入功能正常，上升到组织层次上，组织结构的生理运化才能有序进行；组织结构上的出入运化正常，上升到器官层次上，器官功能才能维持。以此类推，细胞、组织、器官、系统以及最高层次的人体在各自等级上的出入运化正常，形成了生理系统整体与局部运化的和谐统一。这让生理结构产生了"君"和"民"区别，也就是国家结构内中央和地方的区别，"君"是系统运化的定力维持，而"民"是系统运化的基础存在。国家的稳定在于中央和地方协调统一，以中央政府为核心，因此生理系统的运化核心在脏不在腑，也就是说气机运化的核心动力在内不在外，正如鸡蛋结构的核心在卵黄胚胎，不在卵壳。处于外层腑气的功能表现，是建立在内层脏气功能运化的基础之上，就如同一棵树木的枝繁叶茂花实丰盛，取决于根深蒂固，这是生命之源。

以脏腑内外分阴阳认识人体，主要表现在脏腑与经络的内外相合。阳经荣腑，阴经荣脏，腑在外，因而阳经行于身之背侧外侧，脏在内，所以阴经行于身之前侧内侧，营卫运行往来其间，生理结构中的内外关系得以协调，这就产生了人体腹背阴阳的认识，正如"言人身中阴阳，则背者为阳，腹者为阴"。通过经络映射到体表的腹背阴阳表现，就像刺猬一样，脏腑藏在腹内运化，背后长满尖刺保护内脏，当人处于危险的形势之下，也会像刺猬一样本能的蜷缩隐藏腹部内脏，用后背部丰满的肌肉保护身体。在针灸治疗中，有脏腑俞穴和募穴相配合使用的针法，利用的也是内脏与躯体的腹背阴阳关系。十二脏腑的募穴均位于人体的胸腹部，俞穴则沿膀胱经分布于人体后背部。募者，同源字有墓和暮，代表的意义相同。墓为人死后安葬之所，最宜深藏，因为古代暴尸荒野是很避讳的事；而暮代表日落西山，古人认为从入暮开始太阳潜藏在地下，待到黎明而出；募，为招募汇聚之意，三字同源，代表的意义相同，一种凝聚潜藏之象。募穴代表脏腑之气在此处由体表入脏腑。俞穴之俞，为输出意，代表由脏腑之气在此处从脏腑出身体，俞穴均位于膀胱经上，因为卫气的循行是从太阳开始的。伴随着卫气昼行于阳夜行于阴的循行过程，人体内的气机出入循环生理得以完成，夜行于阴，则体表经络之气由募穴入脏腑，昼行于阳，则脏腑之气由俞穴出体表经络，因而人体生理以脏身内外分阴阳，这种内外关系在中医学中称为"表里"。

五脏合六腑，外主五体，开窍于五官，荣于五华四余，是脏腑中心和四肢体表内外相合的映射。脏腑中央运化在躯体内为主，是生理系统运化的核心，而经络游行于体表四肢，开口于皮毛九窍，从属于内在脏腑的运化之中。脏腑中心如同中原地带，四肢经络百骸如同边疆四夷，在古代中原与四夷往来的隘口称为关，比如山海关、玉门关，所以在人体四肢上有些穴位名为"关"，便是调节脏腑之气出入四肢的转换之处。脏腑之气外出，经络百骸之气内入，就如同围棋棋盘，中腹地带为中原，而边角处为四夷，边角处的棋要留有向内发展的空间，处在中腹地区的棋要向边角发展，所以处在内外往来上的"星位"便成了必争之地，对弈大多从星眼处着棋开始。在《伤寒杂病论》中说："阴阳气不相顺接便为厥，厥者手足逆冷也"，厥证四逆就是脏与身气机阴阳不交通的表现。

以内外分阴阳来认识人体，腑为阳，脏为阴，这是从横向切入的角度认识人体生理的不同，而人体系统是一个整体的立体结构，由经和纬两个角度去认识。因为脏腑位置上下的差异，从纵向角度看以上下言之，就有了上下阴阳升降的区别。

第4章 天覆地载合升降，
呼吸上下运三焦

一、地气上为云，天气下为雨

构成生理系统的脏腑结构横看成岭侧成峰，从气机出入的横向角度出发，就有了外为阳内为阴的辨证认识，而从气机升降的纵向角度入手，就有了上为阳下为阴的辨证认识。与内外相对阴阳辨证认识人体一样，以上下相对阴阳辨证来认识生理结构，同样取象于天地升降循环机制。"天覆地载，万物悉备，莫贵于人，人以天地之气生，四时之法成。"积阳为天，天气轻清在上为阳，积阴为地，地气重浊在下为阴，地气上为云，天气下为雨，云行雨施，是为天地升降交泰之道。天覆地载为生命的存在提供基础环境，万物因此孕育，正如现代生物学认为大气层保温效应为地球表面提供了合适的温度湿度环境，生物圈里才有了生命。

人体的生理结构在形成之初就有了取象天地的不同分化，正如《黄帝内经》所言"天气通于肺，地气通于嗌""喉主天气，咽主地气"。生理结构上喉通肺为呼吸道路，与天气相通，咽通胃肠为消化道路，与地气相通，呼吸清气和水谷精微，是人体生命能量来源的两个主要方面。正如《素问·六节藏象论》所谓："天食人以五气，地食人以五味。五气入鼻，藏于心肺，上使五色修明，音声能彰；五味入口，藏于肠胃，味有所藏，以养五气，气和而生，津液相成，神乃自生。"心肺居胸中而胃肠在腹，因而人体结构以横膈膜为界，膈膜以上心肺脑居之，其气轻清象天，膈膜以下肝胆胰脾肾肠居之，其气重浊法地。饮食五味经咽入胃肠中，化生水谷精微上承肺中，正如地气在下，上腾为云的过程；呼吸清气经喉入肺中，在肺气宣发肃降的作用下布散全身脏腑，正如天气在上，下霖为雨的过程，人体气血的生化原理，就是天地之气的升降循环原理，正所谓"天地合气，命之曰人"。

在《黄帝内经》的描述中，水谷进入胃肠以后虽然各行其道，但是经过脾胃的运化之后，营养精微都上承心肺，是地气精华上承于天的法象。"食气入胃，散精于肝，淫气于筋。食气入胃，浊气归心，淫精于脉。脉气流经，精气归于肺。""饮入于胃，游溢精气，上输于脾。脾气散精，上归于肺。"这个过程我们可以参考现代生理学的认识，食物进入胃肠道以后会被多种消化液分解成营养物质、脂肪等大分子物质，因不能透过毛细血管进入血液，主要通过肠系膜淋巴管道吸收，由淋巴过滤以后再汇入锁骨下静脉进入血循环，由上腔静脉归心；而葡萄糖等小分子物质可以直接透过毛细血管，因此直接通过胃肠道内的毛细血管吸收，汇到肝门静脉，经肝脏过滤以后由肝静脉进入血液循环，由下腔静脉归心。营养物质被吸收进入血循环归心的两条途径，正是《黄帝内经》讲的"散精于肝"和"浊气归心，淫精于脉"的两条道路。因为营养物质吸收的主要部位在小肠，所谓"小肠者，受盛之官，化物出焉"，小肠吸收营养物质以后汇入血循环归心，所以中医学认为心与小肠相表里。营养物质进入血循环归心，经过肺循环进入肺中，在肺脏节律的呼吸运动作用下输布全身，正是对《素问》"精气归于肺，肺朝百脉"过程的描述。

水液在进入胃肠道吸收以后，也经历了一系列运化过程，现代医学对水液代谢的过程没有详细的认识，在《黄帝内经》中对这个过程有一个大概的描述，"饮入于胃，游溢精气，上输于脾。脾气散精，上归于肺"。水液入胃经过胃肠道的吸收以后，在脾气升清功能的作用下上承于肺，因此《素问·太阴阳明论》说："脾主为胃行其津液"。当然中医学里说的脾并不是西医解剖上的脾脏，而是中医脏腑体系下的一个脏腑，具体解剖上的指代我们不得而知，只能从其功能描述上分析，可能代表像胰腺、胃腺以及胃肠道内与消化吸收功能有关的一类结构，中医学的脏腑体系与西医解剖系统，虽然都是对人体结构的认识，但是不属于同一个体系，不能对号入座。因为肺中饱含津液为水之上源，所以中间不论经过怎样的运化过程，水液在进入胃肠道经过吸收以后，最后都被转输到肺中，而在胃肠道中水液吸收的主要场所在大肠，所谓"大肠者，传导之官，变化出焉"，大肠将水液从糟粕中拯救出来，化腐朽为神奇变蒸津液，同时也是中医学肺与大肠相表里认识的体现。这个过程就像烧水一样，生水被加热变成熟水及水蒸气上腾，所以水液吸收输布的关键就在于胃肠道的热度，中医学称为脾阳的运化。这样我们才能理解古人的生活智慧，留下了喝热水的生活习惯，因为蒸化热水消耗的胃肠道热量要远比蒸化凉水消耗的少，胃肠功能负担更小，所以我们在口渴的状态下，喝热水要比喝凉水更容易解渴。

饮食入胃化生水谷精微上承心肺，这个过程正类比天地升降过程中的"地气上为云"，这是人体内生理循环整体过程的一半，另一半就是水谷精微在呼吸的推动作用下，由心肺输布全身的过程，正类比天地升降过程中的"天气下为雨"。外界空气经呼吸道直接入肺，在肺中完成气体交换，新鲜的氧气从肺泡进入毛细血管中，二氧化碳等代谢产物从毛细血管排出到肺泡中，再排出体外，是呼吸过程的第一阶段，称为"外呼吸"。完成外呼吸过程以后，来自脾胃的水谷精微与肺脏的清气结合，由肺中静脉回心，再通过心脏搏动运输到全身脏腑组织的毛细血管中，是呼吸过程的第二阶段，也就是血液循环转输的阶段，正是"肺朝百脉，输精于皮毛"的过程。在全身组织微循环处，毛细血管中血液与组织液进行一次物质交换，精微物质由血液进入组织液，再由组织液进入细胞中被利用，而代谢产物由组织液进入血液，再由血液进入三焦肠腑膀胱中被排出，是呼吸过程的最终阶段，称为"内呼吸"，也就是"毛脉合精，行气于腑"和"通调水道，下输膀胱"的过程。在水谷精微上承与呼吸清气输布的双重作用下，人体内生理运化完成了一个整体升降循环的过程，"地气上为云，天气下为雨"，从宏观上看，人体的升降原理与天地升降循环机制一样，在生理结构上产生了上中下三焦的不同。

二、三焦者，升降所在

设想一下，我们身体内的水分占体重总量的 70% 左右，婴幼儿的比重更高，而血液仅仅占全身体重的 8%，单纯通过血液循环道路很难满足水液代谢的需求。因此我们猜测负责水液吸收代谢的道路并非血脉，人体内一定有另外一条水道系统的存在，这就是中医学认识中三焦的作用，是水液运行的高速公路，正如《素问·灵兰秘典论》说："三焦者，决渎之官，水道出焉。"三焦也是中医学脏腑体系下的一个脏腑，像一个大网兜一样囊括所有脏腑，是人体内所有网膜结构的总称，可以类比西医解剖学上网膜筋膜细胞间质等结构认识，如胸膜、腹膜、肠系膜、大网膜等结构都在三焦系统的范围之内。三焦彻内彻外，彻上彻下，是像蚂蚁窝一样的互通结构，令所有脏腑相关联，主要作用就是运化水液。

《灵枢·营卫生会》说："上焦出于胃上口，并咽以上，贯膈而布胸中。""中焦亦并胃中，出上焦之后。""下焦者，别回肠，注于膀胱而渗入焉。"

《难经·三十一难》说："上焦者，在心下，下膈，在胃上口。""中焦者，在胃中脘，不上不下。""下焦者，当膀胱上口。"

在中医学的认识中，三焦是包罗人体所有内脏的一个大包裹。正如张景岳在《类经·藏象类》说："三焦者，确有一腑，盖脏腑之外，躯壳之内，包罗诸脏，一腔之大腑也。"三焦实为一焦，为五脏六腑之大概，所以一分为三者，是因为脏腑所处位置有上中下，而正是因为三焦位置有上中下的差异，造成了三焦的生理功能特点不同，所谓"上焦如雾，中焦如沤，下焦如渎"。

上焦出于胃上口，并咽以下，贯膈而布胸中，走腋，循太阴之分而行，还至阳明，上至舌，下足阳明，常与营俱行于阳二十五度，行于阴亦二十五度，一周也。（《灵枢·营卫生会》）

上焦如雾，代表气血运化生理中肺朝百脉的过程，在呼吸作用的协助下，心肺协同将水谷精微输布全身。所谓"水精四布，五经并行"，而"行于阳二十五度，行于阴二十五度"，表示上焦的功能与卫气运行的功能重合，卫气"循皮肤之中，分肉之间，熏于肓膜，散于胸腹"，正是对上焦布散水谷精微的另外一种描述，因此说卫气出于上焦。在血液循环过程中，血液从大动脉逐渐分化进入小血管和毛细血管，再从毛细血管渗透进组织液中，这个过程是上焦布散作用的最好体现，就像树干将根茎吸收的水分布散到枝叶一样，将水液蒸发成雾气布散，这样的效率最高，效果最好，所以说上焦的生理特点是像雾一样。《灵枢·决气》说："上焦开发，宣五谷味，熏肤、充身、泽毛，若雾露之溉。"

中焦如沤，一个"沤"字高度概括了中焦的生理特点，"沤"字意为"长时间的浸泡使其发酵"，比如酿酒的时候，我们把粮食放到桶中密封长时间发酵，最后过滤掉残渣就能得到酒，这个发酵的过程就称之为"沤"。很显然在由粮食变成酒的过程中，中间经过了一个分清别浊的过程，清的是酒，浊的是酒渣，而中焦如沤反映的正是一个升清降浊的功能特点。《灵枢·营卫生会》说："泌糟粕，蒸津液，化其精微，上注于肺脉，乃化而为血，以奉生身，莫贵于此，故独得行于经隧，命曰营气。"这个过程正好类比人体内消化吸收的过程，饮食进入胃肠道以后，经过胃肠道的消化吸收，水谷精微被吸收进入脏腑深层，食物残渣通过大肠排泄，这个过程也是"沤"。

"下焦者，别回肠，注于膀胱，而渗入焉。故水谷者，常并居于胃中，成糟粕而俱下于大肠，而成下焦，渗而俱下，济泌别汁，循下焦而渗入膀胱焉。"在《黄帝内经》的描述中，下焦主要牵扯到两个脏腑的功能，即大肠和膀胱。"大肠者，传导之官，变化出焉"，大肠的主要作用是传导排泄肠道内的糟粕，但是大肠功能并非只是简单的排泄，也有一定的甄别能力，这样可以保证人体的精气不会随着糟粕一起流失，所以说在大肠者变化出焉，可以化腐朽为神奇，正如现代生理学同样认为大肠有一定的吸收能力，是水液吸收的主要场所。"膀胱者，州都之官，津液藏焉，气化则能出矣"，古代中医学中膀胱指的整个泌尿系统，有一部分肾脏的功能，泌尿系统的主要作用就是排泄津液和血液中的代谢产物。然而《黄帝内经》中说膀胱是"州都之官，津液藏焉"，如果膀胱只会排泄就不能称为州都，不能藏津液，所以膀胱也有一定的甄别作用，即中医说的"气化"，就如同肾脏的滤过作用和重吸收作用，对血液中的营养物质重新甄别。大肠和膀胱功能的实现都与津液密切相关，比如大肠的变化功能失常，肠道内津液失调，多则泄泻，少则便秘，膀胱的气化功能失常同样如此，多则便频，少则癃闭，两者对津液的调节功能同源于三焦。所谓下焦如渎，渎代表具有分流作用的沟渠，反映的是下焦的分流作用，津液输布代谢进入下焦以后分流，分道进行甄别排泄，所以说"下焦者，别回肠"。别回肠即从回肠别，腹部有一水分穴，起到分水岭的作用，一部分"成糟粕而俱下大肠"，一部分"循下焦而渗入膀胱"。

因为上中下三焦所处的位置不同，导致三焦各自功能特点存在差异，"上焦如雾，中焦如沤，下焦如渎"，中医学里的三焦共同完成了一个地气上为云、天气下为雨的生理过程，三焦功能就是对人体内气机升降过程的高度概括。

三、呼吸的作用

在道教的认识中，人体有上中下三个丹田，在印度瑜伽的认识中，人体有三脉七轮，这和三焦一样，都是基于对人体上下生理的认识，既然人体生理有上下的区别，那么调节气机升降的关键点在哪里呢？

人体内每个脏腑都有自己的运动频率，如心跳频率、呼吸频率、胃肠蠕动频率和肾脏波动频率等，各脏腑运动频率协调同步构成一个整体系统。整体系统内部脏腑的营养供应来自于心脏，因此各脏腑的运化频率要与心脏频率保持协调，如果其他脏腑与心脏频率不协调，不论是太过还是不足，都会破坏脏腑系统整体的稳定性，发展为病理。《素问·平人气象论》说："人一呼脉再动，一吸脉再动，呼吸定息脉五动。"心率和呼吸频率保持一定的同步性，这说明心肺功能是一体的，于是呼吸频率和心率协调稳定，成为人体最直观的两项生命力表现。在呼吸和心率之中，心率是受自主神经调节的，不受意识思维的控制，而呼吸频率可以通过意识思维有目的性的调整。呼吸频率的调整变化会牵动脏腑系统整体合一的属性，进而间接地对心率和其他脏腑的功能进行调节，所以说肺脏功能是所有脏腑功能调节的主宰，"肺为五脏六腑之华盖"，又为"五脏六腑之大主"，而呼吸是人体气机升降调节的关键。《黄庭内景经》中"上有魂灵下关元，左为少阳右太阴，后有密户前生门，出日入月呼吸存"和"呼吸元气以求仙，仙公公子已可前，朱鸟吐缩白石源，结精育胞化生身，留胎止精可长生"，说的都是呼吸对生理系统的调节作用。呼吸是人体各组织器官功能协调的整体表现，也是治病养生的关键所在，因此道家诸多修身养性的功法也大多以呼吸法为基础，依据的原理也是呼吸对人体气机升降的调节作用。

　　道家的呼吸修炼方式有多种多样，总体而言可以分为胸式呼吸和腹式呼吸两种。正常人多以胸式呼吸为主，吸气时肋肌收缩，膈肌下降，胸腔扩大，肺部毛细血管扩张，肺内压力减小，血液由肺动脉入肺系微循环，膈肌下降的同时腹腔被压缩，一方面促进大肠膀胱的排空，另一方面促进腹部胃肠等脏腑微循环中的血液回流心脏。吸气引导腹部脏腑的血液充盈肺循环，正是水谷精微上承心肺的过程，类比于"地气上为云"来认识。呼气过程则正好相反，吸气末时肋肌舒张，膈肌上升，胸腔缩小，肺内压力增大，压缩血液由肺回心，同时心脏与末端微循环处存在势能压力，在这个势能作用下，血液自然由心脏流出到全身毛细血管中，这个过程类比"天气下为雨"认识。一个呼吸动作引导人体生理完成气机升降循环的过程，保证人体内上下内外的气机通畅，不论吸气还是呼气，胸式呼吸对人体内的血液循环过程都是推动作用，但是整个血液循环的动力来源只有一个，那就是肺，所以说肺脏的呼吸作用是血液循环的动力来源。但是这里有一个问题，吸气或者呼气只能调整升降循环过程的一半，循环过程中的升降不是同步的，如果呼气与吸气的时间和程度不均衡，比如吸浅呼深、吸短呼长，长此以往会造成气机升降的失衡，产生病理改变，而腹式呼吸则完美地解决了这个问题。在腹式呼吸的过程中，吸气时胸腔扩大，腹腔同时扩大，胸腔扩大对血液循环的作用与胸式呼吸相同，引导"地气上为云"过程的发生，而腹式呼吸同时腹腔扩大对血液循环意义重大。腹腔内的脏腑主要是肝胆胰脾肾胃肠，主要作用于水谷精微的输布代谢过程，腹腔扩大导致肠系毛细血管扩张，而血液又在"地气上为云"的过程中上承心肺，因此胃肠只能加速吸收水谷精微来填充腹腔扩大带来的空虚。而这又从源头上促进了水谷精微上承心肺的过程，腹腔内脏腑的微循环与肺内微循环一起，共同成为整个血液循环的双动力，也就是整个血液循环的两极，呼气过程理同于此。依靠循环过程中的两极动力，腹式呼吸的循环效率比胸式呼吸要升高很多，而且腹式呼吸能够维持血液循环的整体节段性前进，升降同频，不容易出现失衡，对脏腑的功能维持更有利。除此之外，腹式呼吸可以促进三焦的运化效率整体同步提高，因为三焦之根系于脐内肾间动气的命门处，三焦内的精气通过命门充养奇恒之腑，所以三焦运化效率的整体提高可以促进人体精气由浅层入深。

平常人在清醒时多为胸式呼吸，熟睡中多为腹式呼吸，因此睡眠中循环的效率更高，脏腑的功能得以调整修养，古人发现这种差异，有意识的锻炼自己的腹式呼吸，得以达到养生保健的目的。在道教思想中认为人体上下有三个丹田，呼吸效率的高低可以通过呼吸程度的深浅位置来表示，正如庄子认为"真人吸气至踵，众人吸气至喉"。《黄庭经》言："呼吸庐间入丹田，玉池清水灌灵根，审能修之可长存。"很多人在病重时会有呼吸急促张口抬肩吸不到底的感觉，这正是呼吸效率低下的表现。在《西游记》中，金箍棒是一切降妖除魔的法宝，原文描述"那一块天河定底的神铁，是大禹治水期间，定河深浅的定子，两头是两个金箍，中间是一段乌铁，紧挨金箍有镌成的一行字，唤做如意金箍棒，重一万三千五百斤"。金箍棒正是对呼吸的比喻，《难经》言人一日一夜呼吸一万三千五百次，正合金箍棒之重量；两头金箍代表呼吸的双动力；金箍棒伸缩自如随人如意，代表人的呼吸可受意识调节。金箍棒是天河定底的神铁，藏于海底龙宫，因为佛教认为人身上下有七轮，最下层的脉轮称为海底轮，像七层玲珑宝塔的第一层一样是人体生理结构的最深处。

对生理系统的上下认识与内外认识一样，都是阴阳思想的辨证，我们同样可以前后、左右分阴阳来认识人体，对生理系统中上下内外认识都是方法，不是目的，认识生理系统的运化过程才是最终的目标。

第5章 精气神有无相生，运乾坤气血和平

一、有无相生

在天人合一时空观念的指导下，传统中医学认为人体的生命节律与天地相应，天有四时六气八节十二时，人有五脏六腑八节十二经脉与之相应，所谓"人以天地之气生，四时之法成，天地合气，命之曰人"。天地合气生育万物，一方面代表了天地环境为万物的生存提供了基本条件，比如生存最基本的要素——阳光、水分和空气。另一方面，天地合气代表"时""空"因素两者相合，由此产生的气候变化可以对生命产生影响，天人合一的生命完整性由这两个方面共同完成，而中医学天人合一的生态观，秉承着传统哲学中对宇宙的认识。从哲学上讲，宇宙的本质就是时空，《淮南子》中有"往古来今谓之宙，四方上下谓之宇"，古往今来代表时间，四方上下代表空间，时间与空间是构成这个世界的两大要素，两者共为一体，阴阳互显。如果将宇宙整体看作太极，那么时间与空间便是这个太极的阴阳两面，空间因素为万物并育提供了有形结构

的存在，时间因素则为万物无形的生命变化赋予了意义，时空一体，代表的是这个世界的有无相生，也就是佛家讲的"色空不二"。

马克思主义世界观是建立在唯物主义的基础之上，认为世界的本源是物质，物质是第一性，意识是第二性，物质对意识有决定性；与之相对的便是唯心主义，认为意识决定物质。在中国古代传统哲学的认识中没有唯物和唯心的说法，却存在类似的认识，虽然唯物与唯心两者认识对立，但是两者建立在一个共同的认知之上，那就是世界是具有物质和意识双重性的，这就是《道德经》中老子说的"有无相生"。世界中的任何事物都是有形与无形两者相生相合而成，我们可触可观的是一个有形的物质世界，在物质世界背后隐藏的是一个无形的精神世界。有形的物质与无形的精神两者阴阳合一，就像手心手背一样，比如春来草木芬芳，这是有形物质世界上的表现，在草木芬芳背后隐藏的能量流动与信息变化，表现的是无形的精神世界。老子提出"形而上者之谓道，形而下者之谓器"，以道和器来代表世界的有和无。

生存在这个世界中的我们，自然也是依赖于世界的有无而生，生于兹，长于兹，同样的受制于兹。这种认识秉承自道教的生命观念中，人身是一个小宇宙，生命结构也是有无相生的统一体，主要表现为形神合一。生命在有形空间内的存在，称之为"形"或"精"，代表脏腑血脉皮肉筋骨等实有结构，其性属阴；而形体结构运化在外产生的表现，名之为"神"，代表人体的生理运化和生命活动，其性属阳，形神阴阳相合，才是完整的生命体。如果形神不能合一，不能称之为生命，有形无神那就是"尸"，一棵树木枯死掉，有形尚存，但是那个无形活力的生命之神已经没了。一颗生鸡蛋和一颗熟鸡蛋从外表看没有差别，但是生的可以发育成一个鲜活的小鸡生命，熟的却不能，因为熟的徒有其形，已经没有了代表生命活力的神。有神无形是"妖"，是一种非常规的生命状态，就好像癌细胞失去了有形的制约无限增生，就变成了妖。正如《道枢·西升》篇所言："神者，生形者也；形者，成神者也。故形不得其神，斯不能自生矣；神不得其形，斯不能自成矣。形神合同，更相生，更相和成，斯可矣。"所以说"神来入身谓之生，神去离形谓之死""故能形与神俱，而尽终其天年"。古人以烛火喻人之形神，烛象征有形的物质世界，而火是无形精神世界，烛火互相依存，两者缺一不可。如东汉桓谭讲"精神居形体，犹火之燃烛矣……烛无，火亦不能独行于虚空。"东汉王充认为"形须气而成，气须形而知，天下无独燃之火，世间安得有无体独知之精"。南朝宋何承天认为"形神相资，古人以辟火薪，薪蔽火微，薪尽火灭，虽有其妙，岂能独传"。"形体"为生命中之有，"神明"为生命中之无，有形形体与无形神明互相依存，形神兼备构成完整的生命结构。

"形"和"神"有无相生构成生命结构是以生理之整体而言，若以局部言之，有无相生则代表人体内脏腑的结构和功能相统一，因此人体的病理也分有无两方面，也就是现代医学分类器质性病变和功能性病变。器质性病变是发生在脏腑组织上的病理，是客观存在于实体结构上的生理异常，而功能性的病变则找不到实体结构上的异常变化，是患者的一种主观病理感受。一者病在有形结构，一者病在无形神气，两者可互相转化互相影响，因为生命系统是形神相合，有无相生的，正所谓"有形之病为阴；有形者，脏腑血脉、筋骨脑髓，有形质者之病是也。无形之病为阳；无形者，经络溪谷，气之病是也"（《太乙版黄帝内经·阴阳·甲子》）。这个原理就如同我们用收音机收听广播，要满足两方面条件，一者收音机的零部件正常没有损坏，类比人体的五脏六腑筋骨皮肉等结构正常工作，有形的生理结构方面正常，这是地气对人体的影响。二者收音机在结构正常的同时还要能正常接收信号，调到正确频道，收音机才能正常工作，类比人体的经络腧穴调节正常，这是天气对人体的影响，无形的运化功能方面正常。生命的健康必须要同时顺应天地之气的两方面变化，生理中的有形无形两方面都要正常。

二、精气神合真

人生有形，不离阴阳。生理系统之属阴者具有有形质静的属性，像皮毛血脉筋骨脏腑，是人体精华汇聚的载体，因此称为"精"。而属阳者因为其运化无形的属性，如经络气血营卫不可直观感触，于是古人观察到阳气在人体内运化所表现出的状态，名之曰"神"。两者一为阴，一为阳，阴阳相合构成人体的太极。神明是人体生命力的表现，以有形的脏腑结构为载体，精神相合，则人生机旺盛，反之生命力不足，精神相合需要有一个媒介，就如同男为阳，女为阴，男女结合成姻需要有媒妁之言从中撮合，在人体中促进精神相合的媒妁就是"气"。精、气和神即人身中三宝，所谓"上药身中神气精"，而天也有三宝为"日、月、星"，地有三宝为"水、火、风"。用现代科学的概念来理解，世界由物质、能量、信息三大要素组成，物质是本源的存在，能量是运动的存在，信息是联系的存在，在这个世界中，物质变化、能量流动、信息传递三者同一，共同构成有无相生的宇宙世界。精气神就是生命的三要素，代表生命的三种能量状态，精代表物质层面上的生命状态，气代表能量层面上的生命状态，而神代表信息层面上的生命状态。以烛火为比喻，烛油等燃料称之为"精"，而点燃烛油发出的光称之为"神"，两者中间的灯火便属于"气"。精气神三宝相合便是人之真气，"人各有精，精合其神，神合其气，气合其真。""真者，精气神之谓也，不可不固，以命曰三玄。故三玄和固而精力盛，形不衰，躯体真合。"（《太乙版黄帝内经·太合·丙辛》）。精气神三玄合一为人之真气，而精气神三玄在人体脏腑内各有所依附，正如各脏腑运化构成一个整体生理。"神之宫在心，其阙在首，其开窍在目。""气之宫在肺肠，其阙在膻中，其开

窍于鼻。""精之宫在牝肾，其阙在头，其开窍于前阴。"（《太乙版黄帝内经·太合·丙辛》）

精神合一皆因气化贯通，气动则精生，气动则神运。神明的表现需要气化作用的推动，脏腑的生命活力的需要气化作用的维持，"气来入身谓之生，神去离形谓之死"。神明为无形，神明所见必然有所依附，人在死亡之后，其形尚存而神不能附，正是因为形神之间没有气的黏合，因此人之无形神明表现依赖于神气相得，即"神行即气行，神住即气住，若欲长生，神气相注"。人之脏腑血脉、皮肉筋骨等有形结构的生理运化正常，全赖气机运动的维持。正如《庄子·至乐》中说："杂乎芝笏之间，变而有气，气变而有形，形变而有生。"进与神明，退与精合，"气"像黏合剂一样是形神相合的媒介，将人身之精和神结合的天衣无缝，构成人体精气神合一的真气，因此气化作用在人的生命表现中至关重要。正如老子所言"有之以为利，无之以为用"，以人体言之，形体结构为有，气机运化为无，有形的形体结构是生命存在的基础，无形的气机运化才是生命本质所在，我们才可以用有限的生命来完成一些有意义的事，正所谓"通天下一气耳"。《素问·六微旨大论》说："出入废则神机化灭，升降息则气立孤危，故非出入则无以生长壮老已，非升降则无以生长化收藏，升降出入，无器不有，器散则分之，生化息矣。"这里说的神机与气立强调的都是气化的作用，气化或气机用通俗的说法就是运动，西方哲学同样认为运动是世界永恒的主题。在人体内气机的主要表现形式有升降和出入两种，这与天地之气的聚散浮沉是相同的，比如天气春生秋肃，地气南热北寒，植物花叶发散，根实敛藏，世间万物的存在统归于气化阴阳，那么在人体内气化运动的具体表现在哪里呢？

三、气血合一

《景岳全书·血证》中说："人有阴阳，即为血气。阳主气，故气全则神旺；阴主血，故血盛则形强。人生所赖，唯斯而已。"气血的概念来源于对生命结构形神合一的认识，气属无形为阳，血属有形为阴，气血两者相辅相成，气能运血，血能守气，血无气则滞，气无血则散，气血运化一体，是对人体内气机运动的具体表现。

在《灵枢·决气》篇中，对气血的概念有明确的定义。

何谓气？岐伯曰：上焦开发，宣五谷味，熏肤、充身、泽毛，若雾露之溉，是谓气。

何谓津？岐伯曰：腠理发泄，汗出溱溱，是谓津。

何谓液？岐伯曰：谷入气满，淖泽注于骨，骨属屈伸，泄泽，补益脑髓，皮肤润泽，是谓液。

何谓血？岐伯曰：中焦受气，取汁变化而赤，是谓血。

这里定义的气是像雾露一样的弥散状态，可以将水谷精微布散全身，与中医学里对卫气的认识相同，而血的概念有点类似于现代医学所认识的血液，是中焦吸收水谷精微变化赤色的汁液状态，与中医学里对营气的认识相同。在这里不只有气血的概念，还对津液、精神等概念都有明确定义，但又与《素问·调经论》中"人之所有者，血与气耳"的认识相矛盾。既然人之所有者唯气血，那么精神津液的概念一定是包括在气血之中的，由此可见《灵枢·决气》篇中气血的定义不能满足人们对气血的认识需求，或者说《灵枢·决气》篇中对气血的定义范围是小于《素问·调经论》以及后世医家对气血认识范围的。《素问·调经论》对"人之所有者，血与气尔"的认识是从生命结构的整体性出发的，与后世大多数医家的认识角度相同，比如唐容川在《血证论·阴阳水火气血论》说："运血者，即是气"。因为生命结构是形神合一的共同体，神依气养，形赖血强，气血合一是生命体形神兼备的代表，故曰"人生所赖，唯斯而已"。

形和神是生命的两种状态，气和血也是人体同一生理的不同表现，正如《灵枢·营卫生会》所言"夫血之与气，异名同类也"，同时气和血所代表的功能特点也不同，正如《难经·二十二难》所言"气主呴之，血主濡之"。对人体有"呴"作用的称为气，呴者，呼吹也，像风动一般，代表着一种运动状态，一种运化能力。大到整个脏腑系统，小到每个细胞组织，我们的身体无时无刻不是处于运动状态中的，现代物理学认为运动是能量转换的形式，也就是说能量转换在人体内产生气机，因此热能、动能及势能都属于气的能量态，呼吸、心率、血压、体温成为人体最重要的生命力表现。气，或曰风，或曰阳，都代表着生命中的运化能力，即张景岳所言"天之大宝，唯此一轮红日，人之大宝，唯此一息真阳"。对人体有"濡"作用的称为血，濡者，需水也，代表滋润干涸，因此血在人体内代表有形的阴液，像流水一般，血液、组织液、淋巴液以及汗尿涕唾泪等所有具有濡养作用的都属于血。"血"代表人体内所有具有濡养作用的体液，因所处部位的不同而各不同名，或曰津，或曰液，或曰血，正如《黄庭经》所言"灌溉五华植灵根，七液洞流冲庐间"。气血在丹经中被称之为水火，比如《钟吕传道集·水火》言："凡身中以水言者，四海、五湖、九江、三岛、华池、瑶池、凤池、天池、王池、昆池、元潭、阆苑、神水、金波、琼液、玉泉、阳酥、白雪……若此名号，不可备陈。凡身中以火言者，君火、臣火、民火而已。三火以元阳为本，而生真气，真气聚而得安，真气弱而成病。若以耗散真气而走失元阳，元阳尽，纯阳成，元神离体，乃曰死矣。"

　　生理状态下人体的阳气与阴血要相合为用，气运血，血载气，气血阴阳运化如一构成人体形神合一的生命状态。若阳气不能依附阴血则变为虚火，阴血失于阳气运化则变为痰瘀，病变随之而生。气血为什么要合一呢？因为气血本来就不是孤立分离的两极，气血本来就是一体的太极。生命是先有的整体系统，我们要认识这个整体，再分化的气血来认识，正是万物皆生于太极，有了太极，再分化的两仪，这里存在逻辑上的先后关系。如我们中华民族的美食打开了全世界人民的味蕾，集健康与美味于一身，根本原因是我们对"气血合一"原理的应用。常用的烹饪方法有煎炸烹煮等，这些烹饪法都有一个共性，那就是水火同制，用火加热水，让同时兼备水火能量的热水来将食物的形神合化，然后才能做出美食。这样的操作比单纯的水制和火制高明太多，而且水火同调的方法做出的美食让你永远都不会吃腻，因为这种美味与人身体细胞组织所处的状态高度融合，是隐藏在人的灵魂层面的潜意识，而单纯的烧烤和蔬菜色拉果汁，总会让你处于冰火两重天的尴尬局面。

四、气血和平

气血合一整体运化，这是生命存在的基础条件，"以气血分阴阳，则阴阳不可离"。如果气血运化不能合一，发生夺血或脱气，代表生命安全受到威胁，处于阴阳离决的危急时刻，气血合一，是两者之间的第一层关系。人生在世，气血不可须臾离也，气血合一维持生命存在，而气血之间的关系是否和平决定人体的健康状态，气血不和，则病理丛生。正如《素问·调经论》中说"血气不和，百病乃变化而生"，气血平和，这是两者之间的第二层关系。总而言之，气血的合与不合决定生命安全，气血的和与不和决定生命健康，气血合一与气血和平通通取决于天人合一的整体状态。

生物学上认为生命存在离不开三个要素，有"阳光""空气"和"水"，"阳光"和"空气"是能量源，代表"响之"，而水代表"濡之"，这是天地的气血，古人称之为气液。在现代生物学的认识中，地球上有生命存在的主要原因就在于大气层的保护作用：一方面大气层可以阻挡太阳辐射，减少对地球的伤害；另一方面，大气环境为地球内部提供了合适的水热环境，这是生命产生的基本要素。万物生长靠太阳，大气层温度适中，像一个保温层一样，可以锁定到达地球表面的太阳光能，使热能不会散失太快而导致昼夜温差太大。另外合适的大气环境是地球上的水分保持液态的基础条件，成为生命之源。气液相合，生命的三要素齐备，世间才有万物并育，反映的是气血合一的相生关系。气在天地间的主要表现就是温度热量，液在天地间的主要表现就是湿度水分，温度和湿度会随着时空环境的变化呈现一定的气候规律，人体的气血也会随之同步变化，正如《钟吕传道集·四时》中所言"气中生液，液中生气，气液相生，与日月可同途"，反映的是气血和平的协调状态。

《钟吕传道集·四时》讲："大道生育天地，天地分位，上下相去八万四千里。冬至之后，地中阳升。凡一气十五日，上进七千里，计一百八十日。阳升到天，太极生阴。夏至之后，天中阴降。凡一气十五日，下进七千里，计一百八十日。阴降到地，太极复生阳。周而复始，运行不已，而不失于道，所以长久。"所谓天高地厚，大气在天地之间升降运动，造成温度和湿度交替同步的流转变化。温度变化在前，湿度变化在后，在环境中产生相应的气候变化，正如《淮南子》所言"五日为一候，三候为一气，六气为一时，四时为一岁"。气就是天地气运的步伐，候就是物候，是动植物等生命体根据天地气运变化所做出的调整，气和候的产生都是依据天地"气液"的流转过程。天有四时六气二十四节气，地有四面八方二十四山向，以时空变化为媒介，天地气候生育万物，一方面为万物生存提供基本条件，另一方面让万物并作产生生命变化，这都是阳热之气与水湿之气一体运化的结果。气液变化相辅相成又相互制约，达到一种和平状态。阳热增加时水湿之气必然随之增加，气候湿热，阳热减少时水湿之气必然相应不足，气候凉燥，就好像我们烧水一样，有多少的热量，就能烧开多少量的水，两者相生相制。阳热与水湿随时空变化正常流转，便是天地间正常的运气，如果失常就变成淫邪，所谓淫者，相对太过也。

人为万物之灵，以天地之气生，四时之法成，因天地合气而生育，所以人体内气血状态同样需要顺应天地之间的气液变化，运气正常流行则人身气血和平。在人体内，心主血，肺主气，心肺功能的协调运作反映气血合一的和平运行。《难经·一难》说："人一呼，脉行三寸，一吸脉行三寸，呼吸定息，脉行六寸。"营血的运行依赖肺气的呼吸作用，在外象表现上就是心率变化跟随呼吸节律。《素问·平人气象论》说："人一呼，脉再动，一吸脉再动，呼吸定息，脉五动，闰以太息，命曰平人。"这是人体生理阳主阴从的体现。一呼脉行三寸，一吸脉行三寸，一次呼吸脉行六寸，六寸脉行不是同时进行的，而是一呼一吸交叉进行，与我们两脚走路一样，左右配合，前后交叉，所以脉行三寸也是分步进行，有句俗话说的"人活三寸气"，代表的就是人体的生命力。这种方式和天地之气中温度和湿度的交替变换相同，也和河洛螺旋阴阳两条链的前进方式是一样的，正是这种阴阳交替的气血运行方式，让气血协调统一，阴阳互含。

五、气血运化依附脏腑经脉

气和血以有形无形分阴阳的角度认识人体，阳化气阴成形，无形的能量阳热为气，有形的津液阴精为血。现实中的人体生理气血合一不能分离，纯阴无阳的结构是不存在的，只有气没有血的组织也不能存活，因此气血是一种哲学层面的认识，在现实生理中通过营卫表达。营卫都是水谷精微所化，而营卫周流是人体生命活力的体现，所以营卫都是有无相生的合体，因各自属性不同而分化。《灵枢·卫气》中有"（经络）其气内干五脏，而外络肢节。其浮气之不循经者为卫气，其精气之行于经者为营气，阴阳相随，外内相贯，如环之无端"，卫气阳多阴少，故浮而不循经，为水谷之悍气；营气阴多阳少，故为水谷精气而行于经隧。因为无形的生命活力需要有形津血作为载体承载，因此卫气循行多以津液的运行为基础，营气的循行以血液运行为基础。虽然从宏观上看气血和营卫的代表意义相同，行于脏腑者称之为气血，行于经脉者称之为营卫，但是两者认识角度是有差别的，气血的认识哲学意义更多一些，而营卫的认识现实意义更多一些。

《灵枢·天年》在介绍生命形成时言："血气已和，荣卫已通，五脏已成，神气舍心，魂魄毕具，乃成为人。"俗话说"要致富，先修路"，道路通畅是经济建设快速发展的前提，气血和合、营卫通畅就如同交通事业的发展，形成经脉，为脏腑的稳定形成奠定基础，以此无形中生出有形。我们用肉眼观察一片树叶，树叶上布满了粗细不同的脉络，这些脉络将树叶内部分成一片片叶肉区域，如果用显微镜观察这些区域，它们都是由亿万个有序排列的细胞构成的。一个个细胞就如同一栋栋房子一样，房子之间并不是没有缝隙的紧密相连，而是一条条胡同将房子间隔沟通。设想一下如果我们住的房子没有路通向外界，没有水电食物的来源，房里的人也没法对外交流，在这个孤零零的房子里我们是活不下去的。叶脉和叶肉、房子和路就是我们身体内经脉运化和脏腑结构的真实写照，身体内的组织细胞间布满了大小不等的纹理，大者为纹，细者为理，正如古人将皮肤肌肉间的细微纹路称之为腠理，这些纹理的作用就如同道路一样，保持组织细胞与外界环境的连通正常，保证营养物质的进入以及代谢产物的排出正常，在西方生理学中称为新陈代谢。新陈代谢依靠的是道路的流通作用，微观上的纹理在生理系统等级上不断提升，表现出来就是经脉的流行现象，营卫运行其间循环不息，是人体气化作用的直观表达。

　　经脉是气血营卫运行的结果，人在死亡以后没有气血营卫的运行也就找不到经脉，气血营卫的运行与天时的流转同步，日复一日，年复一年，所以经脉是像时间一样虚无缥缈的存在，施加于实有结构上的运化意义。脏腑代表人体在实有空间的有形结构，以五脏六腑等脏腑和皮肉血脉筋骨等组织这些形体结构为基础框架，虽然人的长相万千不尽相同，从解剖学上看人体脏腑组织的排列规律大同小异，心肝脾肺肾各安其位，像大地一样是实有空间的稳定存在。生理系统中的有无相生代表脏腑和经络相合，共同完成各项生命活动，脏腑是经络的实体依附，经络是脏腑的气化表现，两者如唇齿相依，形影不离，如同一座山的阴阳两面，互相配属。正如《黄帝内经》言："（经脉）其气内入于五脏，而外络肢节。"脏腑十二官与经脉十二对号入座，脏腑在里，经脉在表，表里相合有无相生构成一个整体，以一气贯通，与天地间的时空方位同气相求，形成了中医生理学独特的天人合一认识观，成为中医学理、法、方、药（针）辨证体系的奠基石。

第 6 章 经脉通行奇与正，
十二周流四合三

一、经脉和穴位的现实意义

一直以来很多医家都在否定经脉的真实性，从而质疑针灸的作用，尤其是现代西医学进入中国以后，很长时间人们都认为经脉是中医臆想的产物。人们希望能找到像血管神经那样触手可及的组织来证明经脉的科学性，科学家们做了各种实验来证明，发明了各种各样先进仪器试图像解剖器官一样把经脉分离出来，而经脉总是静静地在那里看着你，让你看不清摸不着，犹抱琵琶半遮面。飞机没有公路铁路那样的轨道，但是不妨碍我们认识飞机航线的存在；用手机打电话没有电话线，不妨碍我们认识信号的存在，世界上有很多我们看不见但是确实存在的东西，古代医家很早就发现了经络虚无缥缈的特点。正如《灵枢·经脉》说："经脉者十二，伏行于各经分肉之间，深而不可见。"又如《灵枢经脉翼》说："脉络人皆不可得而见者，虽析其肌，剖其腹，莫能有也。"经和脉的指代意义略有不同，"经"字从"丝"，代表经像丝线一样虚无缥缈，是无形层面的存在，"脉"字从"肉"，代表脉是可以找到相应的实体结构，是有形结构的存在。广义的经脉是对人体内有形和无形脉道系统的总称。正如《难经本义》讲："谓之经者，以营卫之流行，经常不息者而言；谓之脉者，以血气之分衺行体者而言也，故经者，径也；脉者，陌也。"《图注八十一难经辨真》说："经乃脉所由之真路，脉者资始于肾间动气，资生于胃中谷气，贯出于十二经中。"

诊脉是中医学独特的诊疗方法，通过对诊脉原理的分析，我们可以从中体会到人体的经脉现象。树叶腐烂掉叶肉以后，可以看到粗细不同纵横交错的叶脉，类比于人体结构认识，像动脉、静脉、淋巴管等这些结构都可以称为脉。《黄帝内经》说："壅遏营气，令无所避，是谓脉。""脉道以通，气血乃行。"诊脉指的是对人体体表一些动脉搏动点的诊察，主要诊察点在桡动脉搏动的寸口处。从生理学的角度上认识，血管之间的组织是没有差异的，那么同样一条桡动脉为什么会产生寸关尺的差异，可以诊断出人体不同部位不同层次的疾病呢？我们从《警世通言》中记载的一个故事来体会一下：在北宋时期，王安石和苏轼都是政治文学大家，有一次王安石嘱托苏轼帮取长江中峡巫峡水治病，结果苏轼在途中耽于三峡美景，打水之事被抛诸脑后，等他想起时，船已经顺流直下到了下峡西陵峡，要返回巫峡取水逆流而上是不可能了。于是苏轼自作聪明，打算打取下峡水冒充中峡水带回京城赠予王安石，王安石见水立即命人先烧水沏茶，见茶色好长一段时间才变化，就知道苏轼用下峡水冒充中峡水。苏轼大惊，见事已败露，遂承认是下峡水冒充中峡水，并请教王安石是如何辨别出来的。王安石就让他去翻阅《水经注》，顺着王安石的指引，苏轼看到了"上峡味浓，下峡味淡，中峡味不浓不淡"的记载。王安石解释道："三峡之水性，出于《水经补注》。上峡水性过急，下峡又太缓，中峡则缓急居中，医官知道老夫的病症居于中脘，所以要用中峡的水作药引子，用中峡的冲泡阳羡茶。上峡味浓，下峡味淡，中峡浓淡之间，刚才看见茶色过一段时间才出来，就知道是下峡水无疑了。"故事的真假暂且不提，引用这个故事是为了说明同一条河的上下游河水之间是有差别的，将河流类比于人体的血脉认识也是如此，一条桡动脉就如同一条长江水，寸口脉就如同三峡，三峡上中下能产生水质的差异，就如同脉之寸关尺的气血状态不同。正如王安石所言，上峡水性过急，水味浓，下峡水性太缓，水性淡，中峡水流居中，水味不浓不淡。同样的道理，在生活中我们观察一条小河，水流湍急的地方和水流缓慢的地方，所生长出来的水草景象也是差别很大的，如果取水来做化学研究，估计是很难检测出差别来的。这个现象反映出人体内经脉运行的道理，事物可能在有形的物质层面表现相同，但是在物质背后包含的无形能量和信息层面是千差万别的。经脉当中的"经"指的便是无形层面的影响差异，像磁场、电流、光能、波能这些能量流动中形成的经路，可觉察却不可见，在物理学上我们只能用假想的丝线去认识；而"脉"指的是信息能量的流动在物质世界上形成的有形脉道。经脉者，经在前，脉在后，表示有形有限的物质世界背后是无形的精神世界，就如同基因和外象的关系，俗话说"种瓜得瓜，种豆得豆"，这就是无形世界对有形世界的决定作用。

经脉的运行方式就如同烽火戏诸侯，古代社会信息传递不发达，人们用狼烟烽火传递战事信息。在边疆与京城之间设置多个驿站，当有战事时，人们点起狼烟，传递给下一个驿站，下一个驿站再点起狼烟，往下个驿站传递，依此类推形成一条信息传递链，无数的信息链交叉重叠形成信息网络，无形的信息传递网络就是经。因为有信息传递的需求，衍生出了烽火驿站、快马飞鸽的传递形式，有形的道路流通就是脉，经和脉因相同的目标形成有无相生的统一体，而在这条信息通路上设置的一个个驿站就是穴位，这就是经脉与穴位的关系。信息的传递需要能量，虽然可能能量方式的不同会造成传递速度有快慢，但是只要信息能传递下去，经脉就是通畅的。因此经脉虽然有物质世界的外象表现，其本身还是无形世界决定的，假如在传导过程中，中间某驿站的狼烟失效，信息的传递就会中断，整条信息链就传递得不通畅了。正常状态下烽火传信是不表现的，只有在紧急战事状态下才会启动，就像人体经脉运行的特点，常者不可见而病者可见，正常状态下我们不会意识到烽火信路的存在，我们能意识到的就是信路中的驿站，也就是经脉中的穴位。穴位既然是一个驿站那就不应该仅仅是经脉图上那一个个黑点，只要能接受并且传递信号的范围之内都应该都属于穴位之所在。因此穴位应该是像信号基站一样，以这个黑点为圆心向四周放射，这个黑点是信号站的最强点，所以有很多穴位通过法象天地来命名，比如"梁丘""大陵""昆仑""承山""阳溪""合谷""阳池"等，有的穴位凸起高耸像山，像丘陵；有的穴位凹陷深入像谷、像渊；有些是汇聚的大海，有些是奔涌的源泉。这些都是立体的形象代表了穴位有一定的范围，像山一样有山脚、山腰、山峰，当然是人站在最高峰的时候看得远，声音传得远，因此穴位图上标记的点就像山脉的峰点或者深渊的最深点，以这个点为中心，像地图上的等高线一样发散出去，都属于这个穴位的范围，当然离信号中心点越远，信号的传递就变得越来越不敏感了。

经脉的本质是像河流一样流动的脉络，主要的作用是运行营卫，经脉上的穴位如同道路上的驿站一样，起到监控调节作用。正如《灵枢·本脏》指出："经脉者所以行气血而营阴阳，濡筋骨，利关节。""血和则经脉流行，营复阴阳，筋骨劲强，关节清利也。"在寻找经脉的实体结构意义中，研究者发现经脉在运行的过程中，有时和肌肉走向重合，有时和血管重合，有时和神经重合，但是又与血管、肌肉、神经不完全重合，这也是由于经脉的作用决定的。不知道各位有没有观察过山路，所有的山路都不是与山形或者水脉走向完全重合的，处在山区的人们如果想从一个村子走到另一个村子，一定不会严格地按照山脉或者河流的走向走，因为这样会绕远路。为了方便，山路一定会是两个村子间的一条近路，这样造成了山路时而与山脉重合，时而与水路重合，逢山开路，遇水搭桥。经气在经脉中运行的时候，为了提高效率，一定也会抄近路，这就造成了经脉会不时地与肌肉、血管、神经等组织重合。

二、经络系统的构造方式

复杂的生理系统内部有一套完整的经脉系统，与脏腑系统伴随产生，包括无形的经络和有形的脉道。经络同属无形，对有形的脉道运行起决定作用，所以经络在经脉系统中起中流砥柱作用，中医学里经常以经络来代表整个经脉系统。在生理结构的不同部位不同层次上，经络的表现是多种多样的，有奇经，有正经，有络脉，有经筋，有别络，还有浮络……古代医学家们将其区别为经和络两类认识。李时珍在《奇经八脉考》中提到"直行为经，旁支为络"，经指的是纺织中垂直方向的直线，是纺织的基本标准，因此经脉代表经脉系统里的主干道，故曰经者，径也，意为直行之脉。经络系统中有直行的经脉，相应的也有横行的"纬脉"，这就是经脉旁支的络脉，络脉是经脉主干道在不同等级上的不断分化，就像山脉的主脉分化侧脉，河道有主干道和侧支，树由主干分化出枝干和侧枝，由主根分化出侧根。络，从丝从各，代表络脉可以把各个独立的经系统连接起来，有加强经脉之间联系的作用。比如，长江与黄河各自分别是两条独立的水系，像两条经脉，由各自支干侧枝一级级分化下去，为"经"；而如果有一条长江的侧枝贯通黄河（比如人工的京杭大运河），加强两者之间的联系，就是"络"脉。这种"络"脉的联系，代表的不仅仅是肉眼能看到的直接联系，也是一种间接存在的隐性关联，在系统内部这种"络"的作用显得更重要，因为这种络脉关系让经脉系统变成一个整体网络。《经络汇编》说："经络者，人之元气，伏行气血之中，周身流行，昼夜无间，所谓者，脉之直行大隧为经，脉之分派交经者为络。"

经脉的本质就是道路，人体的经脉系统就像国家的公路系统一样存在等级性，以不同级别的道路构成一个公路网，通过认识公路之间的等级性，可以理解经和络的不同。在公路系统中，有承担国家之间交通贸易职责的国际通道，如我们国家提出的"一带一路"政策，而国家内部有承担全国交通职责的国道，省内有承担省级任务的省道，再往下还有市级公路、县镇级别和乡村级别的道路，一直延伸到家门口的羊肠小道上，这让我们每个家庭都与这个国家紧密结合在一起。我们的身体就如同国家，而我们每个家庭就如同身体的细胞，我们的血脉大者如箸，小者如发丝，从大动脉、中动脉再到小动脉和毛细血管，就如同公路系统上不同等级的道路一样，为每个细胞提供营养。有形的脉道结构是这样，无形的经络也是如此，经络系统中有像国道、省道一样的任督二脉和奇经，有像市道一样的十二正经，有像县镇道路一样的络脉和乡间小道一样的散络、浮络、溪脉、谷脉。而在具体的每条经脉中也有相同的分化过程，以手少阴心经为例来分析，心经从心系发出以后走入上肢内侧，经过了像省市道路一样的少海，像乡镇道路一样的灵道，像胡同里弄一样的通里，像门前小路一样的阴郄，再走到家门口的神门，登堂入室进入少府。这与树木从主干发出，分枝散叶，营养每一片树叶的过程是一样的。

经脉像道路一样本身是没有方向性的，营卫运行其中，循环往复，周流不息，因此经脉才表现出方向性。正如导线本身是没有方向的，因为电流的流动产生方向，这与宇宙间的星球运转、洋流运行一样。经络中的阴经与阳经相合，构成一个整体循环，共同对脏腑进行调节，比如手太阴与手阳明相合互为表里，手太阴络大肠属肺，从肺系出走到手指端，手阳明从手指端发出入脏腑，属大肠络肺。两者一出一入，互为表里，将脏腑与四肢沟通起来，对人体脏腑功能具有双重调节作用，如同肺脏的呼吸作用，既能宣发津液到全身肤表，又能肃敛津液到大肠腑和膀胱。经脉与脏腑有无相生形成一个生理整体，经脉系统中存在等级性，脏腑系统中同样也存在等级性。高等级上的脏腑就像蓄电池，低等级上的脏腑就如同灯泡，构成循环的阴阳二经就像与正负极相链接的导线，电流从正极出发，经过灯泡以后再回到负极，建立起一个闭合回路，灯泡才会亮。而低等级系统上的灯泡又变成更低等级系统上的蓄电池，经脉和脏腑的系统等级性在两个方向上不断延伸，构成了复杂多样的生理系统。阴阳相贯的循环方式存在于各级经脉系统中，有处于高等级上的任督二脉以及奇经的循环，也有处在低等级上的经脉和络脉循环。不同等级的循环方式组合到一起，经脉系统就形成了一个齿轮一样的结构，高等级上的循环就像比较大的齿轮，低等级上的循环就像比较小的齿轮，大小不同等级的齿轮维持在一起协调运转，大的齿轮转一圈，小的齿轮需要转几圈才能配合。这与天地运转规律基本相同，比如月球围绕地球公转，地球围绕太阳公转，这是大小不同的两级公转系统，宇宙结构也是一个像大小齿轮配合运转的多等级公转系统。营卫运行在不同等级的经脉中，就像毛驴拉磨一样一圈圈周而复始，创造出人体的生命活力螺旋向前。

经脉系统中每个等级上的循环都是由左右、上下、前后以及表里之间的阴阳关系维持。这种依靠经纬关系形成的经脉系统，是一种类似于电路中串并联同用的构造原理。这种方式可以提高生理系统的稳定性，一方面使经脉之间的工作互相协调，提高工作效率，比如当手太阴肺经工作加快时，与之工作有直接往来关系的经脉会伴随着加快。另一方面这种结构又令经脉之间互相制约，比如当手太阴肺经工作加快时，与之工作没有直接往来关系的经脉会限制它不至于失去约束，同样当某一经脉功能异常时，保证它对其他经脉的影响最低，以相生相制的方式维持着生理系统的稳定。电路中的运行电阻增大时，电流在运输路上耗费的电量多，电路的效率就越低，比之于人体，经脉的通畅程度影响脏腑功能的强弱，经脉通畅则脏腑功能就强盛，经脉不畅则脏腑功能就衰弱。当脏腑与经络之间的紧密联系减弱时，由脏腑和经络配属构成的生理系统就会崩溃，人体生理中上下和内外的阴阳关系不能维持，阴阳离决就产生了。同样的道理如果要追求生命的健康长寿，维持脏腑功能强盛，就要保持经脉的通畅，气脉通畅是生命健康的前提，即"故经脉者，所以能决死生，处百病，调虚实，不可不通也"。

经脉系统的等级性从任督二脉开始，任督二脉运行于人体结构的正中线上，代表经脉系统中的最高等级。在任督二脉之下是冲脉和带脉，运行于躯干上纵横交错，负责调节脏腑之间的运化关系。再往下是跷脉和维脉，运行于脏腑和四肢之间，加强脏腑与四肢之间的沟通作用。再往下是经脉，运行于四肢上，是脏腑在体表的外象。再往下是络脉，有辅助经脉的功能，加强彼此之间的联系。身体结构从正中线到躯干，再到四肢末梢，体现的是经脉之间的等级关系，也是生理系统内部中央与地方的龙凤关系。

三、奇经通奇恒

奇经八脉处于经脉系统中的最高等级，其中任督二脉居身之正中，代表经脉系统中的至高无上。督脉由尾闾循脊上行到巅顶再到唇兑端，任脉从唇下承浆开始循喉胸腹中线下行到阴中，任督二脉升降循环首尾相连，在丹经里称为河车之道，是元气之所由生，真息之所由起。滑伯仁在《奇经八脉考》中说："任督二脉，一源而二歧，一行于身之前，一行于身之后。人身之有任督，犹天地之有子午，可以分，可以合。分之以见阴阳之不离，合之以见混沦之无间。一而二，二而一者也。"这正是对太极和两仪关系的最好体现。任督升降循环将人体所有重要的脏腑全部囊括其中，掌管着消化、呼吸、血液循环、神经、免疫以及生殖等多方面，这些都是人体生命活动的基础表现，可以说任督循环维持着人体生理系统的整体稳定，对人寿命的长短和健康的维持起决定性作用。正如俞琰注《参同契》中说："人身血气，往来循环昼夜不停，医书有任督二脉，人能通此二脉，则百脉皆通。"因为人身生理有无相生的特性，经脉都有相应的脏腑配属，比如正经中的手太阴经与肺脏相配属，手阳明经与大肠腑相配属，奇经脉也不例外，与脏腑中的奇恒之腑相配属。任督二脉的升降循环是经脉系统的至高无上，而在脏腑系统中脑处于脏腑金字塔体系的顶端，因此，任督二脉归根于奇恒之腑中的脑。脑是人体脏腑体系的总指挥，通过任督二脉的大循环，对人体的五脏六腑无形调控，就像古代的皇帝一样管理着整个国家。所有的生命存在有两个基本目的——生存和繁衍，因此，在人体内所有的生理功能可以分为生存运化和生命调控两类，同样脏腑也可以分为执行者和调控者两类，如同一个国家的"君"和"民"。比如生命中的饮食现象可以反映脾胃运化水谷的功能，呼吸心率可以反映心肺输布气血的功能，大小二便可以反映肝肾分解代谢的功能，这些功能都属于生存运化方面，而脾胃心肺等脏腑是具体功能的执行者。至于内分泌调节、生殖、思维学习以及情感表达等生理功能属于生命调控方面的脏腑功能，而产生相关功能的脏腑便属于脏腑中的调控者，比如大脑、小脑、脑干及其他内分泌腺体，在中医学的认识中是脑髓骨脉胆及女子胞等奇恒之腑的职责所在。在奇恒之腑中，脑与女子胞是重中之重，脑主管生存功能的调节，女子胞所代表的生殖器是生殖功能的体现，两者代表生命的两个基本目的，而生殖功能建立在生存功能的基础之上，因此，任督二脉属脑而络于生殖器。正如《素问·骨空论》说："督脉者……其络循阴器合篡间绕篡后……上额交巅上，入络脑……其男子循茎下至篡，与女子等。"任督二脉的病理也主要表现在这两个方面，影响于脑则出现癫、痫、狂、厥等表现，影响于生殖器则出现癫疝癥瘕。正如《素问·骨空论》所言："任脉为病，男子七疝内结，女子带下瘕聚。""督脉为病，脊彊反折。"《伤寒杂病论·平脉法二》所言："督脉伤，柔柔不欲伸，不能久立，立则隐隐而胀；任脉伤，小便多，其色白浊。"

俗话说一个篱笆三个桩，一个好汉三个帮。如果皇帝没有左辅右弼的肱股之臣协助，那就是光杆司令，又何谈君临天下呢？因此任督二脉功能的正常运行依赖其他奇经功能的辅佐。冲脉起于胞宫，在任脉两旁分左右循腹上行，会于咽喉，别络唇口。冲脉左右分行，上下相合，建立起一个左右循环，与奇恒之腑中的脉相配属，生理功能重合。冲脉为五脏六腑十二经脉之海，而各个经脉像河流，冲脉对经脉有调节作用，就像湖泊调节河道内水流的盈虚一样，河道内水盈则湖泊收蓄，河道内水枯则湖泊灌溉。因此冲脉可以调节五脏六腑之间的盛衰关系，冲脉调节功能失常则脏腑盛衰失调。正如《九常记·真意·乙乙》言"冲脉为病，气上逆而里急。""冲脉伤，时咳不休，有声无物，劳则气喘。""冲脉……经脉之海也，故其不盈，则男子不男而无髭须，女子不女不月，内乱不消，收摄不度也。"从冲脉的病理可以分析，冲脉对脏腑的调节主要表现于气血的上腾下达，上行心肺，病理表现为气逆咳喘；下行肝肾，病理表现为男女两性差异。冲脉的作用可以参考现代生理学中的内分泌调节认识，可以让机体的各项生理指标维持一定的平衡。带脉分左右同根于命门穴，分行两侧章门五枢，环身一周，合于脐下五寸。"带脉者，起于命门，始乎章门支五枢，圆身一周，自脐下寸有五"，像腰带一样回身一周的带脉，也是左右闭合形成的一个循环，约束诸脉，使其不妄行，故曰带脉。"故其病腹满，七疝癥闭，急重瘕疵。女子月事不调，赤白淫下。""带之为病，腹苦满，腰溶溶若坐水中。""带脉伤，回身一周冷。"从带脉病理表现可以看出带脉的主要作用与新陈代谢有关，故曰："化荣陈泻之库"。这与奇恒之腑中胆的功能特点重合。人到了一定年龄，身体代谢变慢就会发福，身材不再曼妙，腰腹臃肿，大腹便便，这就是带脉功能衰退的表现。带脉弛纵，不能约束其他经脉，身体就会逐渐的横向发展。

任督二脉的循环代表的是人体结构中的矢状面，左右冲脉的循环代表人体结构中的冠状面，左右带脉循环代表人体结构中的水平面，这相当于建立了人体结构的三维坐标系，人体结构的上下、左右、前后六合之间的关系以此为基准，正如《黄庭内景经》说："上有魂灵下关元，左为少阳右太阴，后有密户前生门，出日入月呼吸存。"坐标系的原点中医学称之为中气，丹道学称之为丹田或者坎宫，也就是命门之所在。命门是先后天出入之门，门外通的是三焦，三焦是水道所行，元气别使，后天水谷精微之所在，门内通的是督脉河车之道，精气沿着督脉填髓补脑，上冲泥丸宫。正如张锡纯在《医学衷中参西录·脑气筋辨》中说："脑为髓海……乃聚髓处，非生髓之处。究其本源，实由肾中真阴真阳之气，酝酿化合而成……缘督脉上升而贯注于脑。"命门为三焦之根蒂，后天的水谷精微和呼吸精气由三焦从此处灌注奇经。正如《难经》说："所谓生气之原者，谓十二经之根本也，谓肾间动气也，此五脏六腑之本，十二经脉之根，呼吸之门，三焦之原，一名守邪之神。"

除了任督冲带脉，奇经中还有四条经脉，阴跷、阳跷和阴维、阳维。名中有阴阳，说明这四条经脉是为调节阴阳而设。跷脉分阴阳均起于跟中上行，分道相会于风池，可以视为阴阳贯通，循环不已。《九常记·真意·乙乙》中曰："阴跷……其络阴而疏阳者也，摄收二气，平水中火，病阳缓而阴急。""阳跷……其络阳而疏阴者也，调衡二气，营给诸津，病男女好淫，思欲不常。"阴跷阳跷，交通阴阳，使阳入阴，阴出阳，阴阳两者相亲相爱，共成太极，维持人体脏腑生理系统的整体性。阴阳跷就如同磁铁的两极一样，互相吸引，凡是人体内可分阴阳的都能使其相亲相爱。人之男女可分阴阳，《针灸甲乙经》说："跷脉有阴阳，男子数其阳，女子数其阴，当数者为经，不当数者为络。"人体的卫气与昼夜同频，昼行于阳，夜行于阴，因此与昼夜时间节律有关的疾病都可以通过跷脉来调理。《针灸甲乙经》说："阴气盛则阴跷满，不得入于阳则阳气虚，故目闭也。""阳气满则阳跷盛，不得入于阴则阴气虚，故目不瞑也。"张洁古说："癫痫昼发，灸阳跷，癫痫夜发，灸阴跷。"人体之表里有阴阳，气血在内外之间的协调与跷脉有关。张洁古说："阴跷为病，阴急则阴厥胫直，五络不通，表和里病。阳跷为病，阳急则狂走目不昧，表病里和。"人身之左右为气血之道路，左右半身的互相协调也依赖跷脉的调节。《伤寒杂病论》说："阳跷伤，则身左不仁；阴跷伤，则身右不仁。"总而言之，跷脉负责调节人体的阴阳和谐，阴不敛阳则求之于阴跷，阳不出阴则求之于阳跷。《难经》曰："阴跷为病，阳缓而阴急；阳跷为病，阴缓而阳急。"

　　人身之生理合而言之为太极，分而言之则为阴与阳。阴阳相合为一，这是跷脉的作用；阴阳分而不离，这是维脉的作用。维脉分阴阳，阴维维系一身之阴经，阳维维系一身之阳经。《伤寒杂病论》说"阳维与诸阳会……阴维与诸阴交。"十二正经脉中阴阳各有三分，共成三阴三阳，三阴三阳同源异用，合一分三，实是人体一阴一阳的具体体现。《素问·阴阳离合论》说："三经者，不得相失也，搏而勿浮，命曰一阳。"阴维与阳维分起于内外踝而分道上行，交汇于额前，阴阳相贯，循环往复，这也是人体的一阴一阳之为道。《难经》曰："阳维、阴维者，维络于身，溢蓄，不能环流灌溉诸经者也，故阳维起于诸阳会也，阴维起于诸阴交也。"经脉本身是道路，没有任何意义，经脉的作用是依靠营卫运行来体现的，脉道中经气充盛如河道中水流充沛，濡养草木，因而经气充足则经脉运行通畅，与之相合的脏腑功能正常，维脉的作用就是调节所负责经脉中的经气，阴维荣养阴经，阳维荣养阳经。阳性发散而阴性收藏，阴阳在人体内的主要表现就是气血，气主温煦推动为阳，血主濡养灌溉为阴。《九常记·真意·乙乙》曰："阴维……其纳溢畜而溉之，维阴之道，病潮热而胀满溶溶。""阳维……其输养营而灌也，维阳而卫，病苦寒清下，思忿不常，失眠多梦。"阳盛则热，阴盛则寒，阴维和阳维的生理失常会出现一定的寒热表象，阴维阳维对人体的寒热调节也有一定作用，正如"阳维为病苦寒热，阴维为病苦心痛""阳维伤，则畏寒甚，皮常湿；阴维伤，则畏热甚，皮常枯"。

　　奇经之间的循环等级并非截然独立，而是互相贯通。正如阴跷"会喉交贯冲脉"，《针灸大成》中提到"任脉与冲脉，皆起于胞中"，阴维"与任脉会于天突、廉泉"，阳维"其与督脉会，则在风府及哑门"。奇经八脉互通有无，正如八个互通的湖泊一样，荣枯与共。奇经的作用是正经作用的升华，奇经经气的盈虚以十二正经为基础，奇经八脉的气脉通畅建立在正经运行正常的基础之上，因此奇经八脉与十二正经互通有无，如阳跷"会五脉于内眦"，阳维与手足少阳、足阳明会于肩井。奇经八脉如同湖泊，十二正经如同河流，河水盈盛则藏蓄于湖泊，一荣俱荣，河水枯涸则湖水反灌溉于河流。《奇经八脉考》说："（十二正经）其流溢之气，入于奇经，转相灌溉，内温脏腑，外濡腠理。……盖正经犹夫沟渠，奇经犹夫湖泽。正经之脉隆盛，则溢于奇经，故秦越人比之天雨降下，沟渠溢满，霶霈妄行，流于湖泽。"因此奇经的病理也是建立在十二正经之上。正如《伤寒杂病论》所言："八脉之为病，由各经受邪，久久移传，或劳伤所致，非暴病也"。

四、正经三合与开、阖、枢

　　经气从手太阴肺经开始，自足厥阴而止，循序遍行十二经脉，周而复始，自足厥阴复出手太阴，构成人体十二经脉运行的一个大循环。因为十二经脉之间彼此的关系剪不断，理还乱，这个大循环又被划分为多等级上的小循环。若阴阳以内外言之，则经脉分阴经阳经，阴阳经脉表里相合循环不已，代表人体气血出入循环的过程。《素问·血气形志》讲："足太阳与少阴为表里，少阳与厥阴为表里，阳明与太阴为表里，是为足之阴阳也；手太阳与少阴为表里，少阳与心主为表里，阳明与太阴为表里，是为手之阴阳也"。若阴阳以上下言之，则经脉分手经足经，手足经脉上下相合，代表人体气血升降往来的过程。《素问·太阴阳明论》曰："故阴气从足上行至头，而下行循臂至指端；阳气从手上行至头，而下行至足。"若阴阳以左右言之，则经脉分左经右经，左右之间的经脉运行相互配合，代表生理系统的整体协调性。如《素问·阴阳应象大论》说："左右者，阴阳之道路也。"我们走路时两手总是一前一后，双脚总是交替前进，所有动作的完成都是左右相反相成，左右协调构成经脉系统的整体性。阴阳一体，上下相随，左右相反，是生理系统中的一种三合关系，不止存在于正经之间，在奇经中同样适应，这让经脉系统的内部关系错综复杂。

在气机升降出入的运动前提下，人体的脏腑生理形成一个整体，同样在内、外，上、下和左、右的阴阳关系下，人体的经脉生理形成一个整体，直观表现就是同名的手足经阴阳相合形成一个循环。比如手太阴从肺系出于手指末端，再从手指末端经手阳明上头面，再经足阳明从头面下行到足末端，经足太阴从足末端回到腹中，因为经脉手足相合阴阳相合，这四条经脉在同一等级上建立一个整体循环。同理手少阴经过手太阳、足太阳回到足少阴，又是一个循环；手厥阴经过手少阳、足少阳再回到足厥阴，又是一个循环。三个子循环共同构成十二经脉的大循环，是十二正经系统的三要素，也就是正经系统的另外一种三合关系，所谓"三阳交合于三阴则万物生，三阴交合于三阳则万物成"。因为经脉中的三阳统一于阳维，三阴统一于阴维，三阳交合三阴实是一阴一阳之往来，正所谓"一阴一阳谓之道"，而一阴一阳化为三阴三阳，是老子"三生万物"思想的最好体现。以十二经脉的三合思想为基础，形成了人体生理结构的三元素，所谓"治病如治国"，关于人体生理结构"三合"的思想，我们可以类比国家结构来认识。一个国家立足的根本至少需要三方面——经济、政治和军事，三者缺一不可，就好像一把凳子想要站稳，至少需要三条腿。经济富足为国家提供最基本的保障，让社会中的家庭和个人具备最基本的生存能力，"仓廪实而知礼节"，对于构成该社会的个人来讲，丰衣足食是最基本的生存需求。经济发展的前提是社会稳定，动荡的社会环境中经济发展一定受制，而维持社会稳定的前提就是政治稳定。政府作为政治的体现，建立统一的管理标准，依据宪法惩恶扬善，将个人单位凝聚成为一个整体，调节生产和分配的平衡，保证社会的相对公平，才能稳定内部社会，"不患寡而患不均，不患贫而患不安"。经济社会的稳定发展一方面来自于社会内部合理的政治管理，另一方面还要有具备抵御外敌的能力，这就是军事方面的作用。军队作为军事的体现，主要负责扫清国家外围的忧患，营造一个良好的国际环境，国家内部的社会环境才会稳定。正所谓"覆巢之下，安有完卵"，没有内忧外患，国民才能长足发展。政治、经济和军事本身就是一个整体，三者荣辱与共，损益相关，社会环境的稳定有利于经济发展，经济的发展促进军事的发展，加强社会内部环境的政治稳定，这样的良性循环才能使得国家政治清明，国力蒸蒸日上。人体的生理结构也是这样，同源异用，合一分三，有的负责经济生产，化生气血；有的负责政治管理，稳定内环境；有的负责抵御外侮，稳定外环境，三者互相促进，互为根基，身体才能健康长寿。

经脉与脏腑有无相合，脏腑是经络的运化基础，经络是脏腑的外在表现。人体生理在内是怎样的运化方式，在外象上就有怎样的表现，经脉在体表的分布也遵循着三合的理念。《素问·阴阳离合论》曰："故圣人南面而立；前曰广明，后曰太冲。太冲之地，名曰少阴。少阴之上，名曰太阳（太阳行于身之背）。太阳根起于至阴，结于命门，名曰阴中之阳（以上下分阴阳，手经为阳，足经为阴，故足太阳为阴中之阳）。中身而上，名曰广明。广明之下，名曰太阴。太阴之前，名曰阳明（阳明行于身之前）。阳明根起于厉兑，名曰阴之绝阳。厥阴之表，名曰少阳（太阳阳明之间为少阳，故少阳在身侧居中）。少阳根起于窍阴，名曰阴中之少阳。"

因为十二经脉中足经经脉最长，分布范围最广，联属人身脏腑最多，阳经荣腑而在外，阴经荣脏在内，因此经脉在躯干上的分布表现以足三阳经为代表。太阳行于身之背，阳明行于身之前，少阳行于身之侧。这个分布规律也是经脉在全身的大体分布规律，在四肢上太阴阳明在前，厥阴少阳在中，太阳少阴在后。经脉在体表的循行部位不同，根本上还是由脏腑功能决定的，这就如同在地球上因为经纬度不同造成气候环境的差异，形成了相应的生态环境。《易传》曰："同声相应，同气相求。水流湿，火就燥。云从龙，风从虎。圣人作而万物睹，本乎天者亲上，本乎地者亲下，则各从其类也。"比如高山之巅多风气，深渊多水湿，这是自古不变之理，不同的时空会造就不同的生态环境，因此人体内的结构差异也影响了三阴三阳之间的气血关系。在《素问·血气形志》中说："夫人之常数，太阳常多血少气，少阳常少血多气，阳明常多气多血，少阴常少血多气，厥阴常多血少气，太阴常多气少血，此天之常数。"人体的气血化生来源于水谷精微和呼吸清气，因为主管气血运化的脾和肺在胸腹部，饮食和呼吸从口鼻而入，所以阳明经脉行于人体的身前，常多气多血；在受到威胁时，人的本能是像刺猬一样蜷缩，因为后背肌肉比较厚实，能够抵御外来伤害，所以太阳经脉行于身之背，常多血少气；而肝胆三焦的作用介于两者之间，具有协调、和解、疏泄五脏六腑的作用，因此少阳经脉运行在两者之间，行身之侧，常少血多气。三阴经脉与三阳经脉阴阳相合，因而气血关系互补，少阴常少血多气，厥阴常多血少气，太阴常多气少血，此天之常数。人体生理中三阳系统之间的关系，中医学用表、里和半表半里来表示，太阳在外负责围护防御为表，阳明在内负责气血化生为里，少阳在中间负责协调表里为半表半里，而在《黄帝内经》中，将经脉系统中的三合生理关系总结为"开、阖、枢"。

圣人南面而立，前曰广明，后曰太冲。太冲之地，名曰少阴；少阴之上，名曰太阳。太阳根起于至阴，结于命门，名曰阴中之阳。中身而上名曰广明，广明之下名曰太阴，太阴之前，名曰阳明。阳明根起于厉兑，名曰阴之绝阳。厥阴之表，名曰少阳。少阳根起于窍阴，名曰阴中之少阳。是故三阳之离合也：太阳为开，阳明为阖，少阳为枢。三经者，不得相失也，搏而勿浮，命曰一阳。(《素问·阴阳离合论》)

手阳明根商阳而结迎香，手少阳根关冲而结眉端，手太阳根少泽而结听宫，开阳明，枢少阳，阖太阳。

手厥阴根天池而结中冲，手少阴根极泉而结少冲，手太阴根中府而结少商，开厥阴，阖少阴，枢太阴。(《九常记·玄冥·甲丁》)

三阴三阳同源异用，合一分三，三经合一，构成人体的一阴一阳。一阴一阳代表人体生理系统的两方面：三经分用，分别负责某项生理功能的一方面，比如手三阴经脉合一同用，构成手之阴经的整体，负责运行气血；三经分用，各当一面，肺主气，心主血，心包主脉。三阴三阳构成的每个子系统都是合时同用，分则各行。开、阖、枢并不仅仅代表三经各自生理特点，更代表三经各自对整体系统的作用。以足三阳为例，太阳在背，引导卫气上行抵御外邪是为开，阳明在前，运化水谷精微化生气血是为阖，少阳在中，上行下达疏泄脏腑开阖是为枢，这是以三阳各自的生理特点分而言之。合而言之则是三阳开阖枢各自对这个系统整体的作用，开代表三经分用时的状态，三经各安其位各司其职，分而不离；阖代表三经同用合一时的状态，三经协调构成一个整体系统完成某项功能，荣辱与共。开可以令三经各自为政，各自的发展有一定自主性，当某一方面产生病理时，可以减少对其他方面的损失；阖可以令三经互相牵制，当整体中的一方面过亢或者不足时，系统中的其他方面能够对其形成一种牵制或协助。三经的开阖应对不同环境，更有利于系统的稳定灵活，正如对军队的部署，《孙子兵法·军争》说："故兵以诈立，以利动，以分合为变者也"。枢的作用介于分合之间，令开阖两种状态可以随机切换，正如门之枢轴，故曰"阴阳离合"。

五、十二正经阴阳四分

生理结构中的"三合"现象不仅仅存在于系统整体中，在构成整体的每个局部表现中都有"三合"现象的存在。《灵枢·逆顺肥瘦》曰："手之三阴从脏走手，手之三阳从手走头，足之三阳从头走足，足之三阴从足走腹。"将气血在手足间循环的过程分阶段认识，存在人体生理中不同方面的三合一。

　　"手之三阴，从脏走手"的生理过程，可以从与经脉相联属的脏腑功能来认识。在《灵枢·经脉》篇中说："肺手太阴之脉……是主肺所生病者……""心手少阴之脉……是主心所生病者……""心主手厥阴心包络之脉……是主脉所生病者……"手之三阴分别与肺、心、心包相配属，肺主气行呼吸，心主营行血，为血运提供动力，心包络心主脉，脉道以通气血乃行，三者功能相辅相成构成一个整体，共同完成气血输布的生理需求。肺如同汽车的水箱，心如同汽车引擎，心包络心，如同各种管道，引擎发热为汽车提供动力，同时将水箱中水加热蒸化，如同肺在心阳作用下宣发津液。水箱接受引擎的热，使引擎不至于烧坏，如同肺津养心，制约心阳，心包膜在肺内包心，居心肺间，为两者媒介，同时又是集心肺功能的大成者。三脏功用相辅相成，共建一整体系统，实为一脏，因其各自属性偏重而分三脏为用，肺主运气，心主行血，心包络通脉，三脏合而为一，分三而不离，如同阴阳和合而生太极，将气血由脏腑输布体表四肢，故而经脉走向为"从脏走手"。

　　"足之三阴，从足走腹"的生理过程也可以从相合脏腑的功能来理解。"脾足太阴之脉……是主脾所生病者……""肾足少阴之脉……是主肾所生病者……""肝足厥阴之脉……是主肝所生病者……"，足三阴经脉分别与脾肾肝三脏相配属。脾为仓廪之官，主升清，运化水谷精微使其上承心肺。正如

《素问·经脉别论》说："饮入于胃，游溢精气，上输于脾，脾气散精，上归于肺。"肝为将军之官，谋虑出焉，中医学认为肝脏的主要作用也是升清，表现在藏血上，具有贮藏血液、调节血量的功能，正如《灵枢·本神》提到"肝藏血，血舍魂"。肾为先天之本，主要的生理功能在于藏精，"肾者主水，受五脏六腑之精而藏之"，肾与人体的生殖、生长、发育、免疫力和衰老有关。在《渊源道妙洞真继篇》中说："肾者，作强之官，伎巧出焉，精之处也。其华在发，其充在骨髓。肾有二枚，左为肾藏志，志乐精神内守；右为命藏精。肾者，阴气也，为五脏之根，主身之骨髓及齿，齿者骨之本，有言骨之余。"脾肾肝三脏本源一脏，代表人体生命能量的来源，因为三脏与人体精血津液的化生过程有关，引领气血由体表趋向脏腑，所以与三脏相属的足三阴经脉"从足走腹"。手三阴从脏出手，足三阴从足走脏，出身者为顺，入身者为逆，顺则泻，逆则补，因此手三阴合一，以输布气血运行出表，足三阴合一，以补虚损化生精血，而肺脾肾三者的区别，我们可以从三阳的不同中发现。

"手之三阳，从手走头。"手三阳经脉的作用主要表现在对人体阴液的调节。"大肠手阳明之脉……是主津液所生病者……""小肠手太阳之脉……是主液所生病者……""三焦手少阳之脉……是主气所生病者……"。人体的水液同源于水谷精气，因其所处的时空环境与脏腑部位的差异表现出不同的属性。正如《灵枢·五癃津液别》所说："水谷入于口，输于肠胃，其液别为五，天寒衣薄则为溺与气，天热衣厚则为汗。"手之三阳分主津液气，是水液在不同生理状态下的不同属性表现。正如《九常记·达道·壬丙》曰："气者，开发于上，宣味熏肤，充身泽毛，若雨露灌溉者也。气脱者，厥喘不知人，目不明。津者，行肉腠，泽诸窍，衡寒热者也。津脱者，腠理开，大汗消亡。液者，谷入升化，泽润于骨，流精脑髓，形衡以运者也。液脱者，骨僵色暗，脑髓消，头大鸣。"质地较清稀，流动性较大，布散于体表皮肤、肌肉和孔窍，并能渗入血脉之内起滋润作用，这是津的属性；质地较浓稠，流动性较小，灌注于骨节、脏腑、脑、髓等结构起濡养作用，这是液的属性；而气的状态像雾露样氤氲，介于液态气态中间，与人体阳气相合，是水液变化出的能量态。手三阳经脉分而不离，合而为一构成一个整体，主管调节人体一身的水液代谢，而水液在不同的环境下分别表现出津、液、气三种不同的状态，反映的是人体生理结构中的深浅层次不同。"津亦水谷所化，其浊者为血，清者为津，以润脏腑、肌肉、脉络，使气血得以周行通利而不滞者此也。凡气血中不可无此，无此则槁涩不行矣……液者，淖而极厚，不与气同奔逸者也，亦水谷所化，藏于骨节筋会之间，以利屈伸者。其外出孔窍，曰涕、曰涎，皆其类也"（《读医随笔·气血精神论》）。现代生理学研究认为水分的吸收部位主要在于小肠和大肠，吸收以后进入淋巴和血液，中医学认为人体内另有一套水道系统，水分被吸收以后不是进入血液而是进入三焦。

三焦是类似于生理学中网膜系统的结构，有像海绵一样伸缩蓄水的作用，是水道之官，三焦遍布周身，内裹五脏六腑，外达皮肉筋骨。水液在三焦内流动，上承心肺，下渗肝肾膀胱，这个过程就像植物的毛细根吸收水分以后，经过根茎的输布上承枝叶，因此手之三阳经脉的运动方向是从手走头，是由外入内的一个气机趋势，与足三阴的运行原理相同，而脾肝肾三脏功能的区别就是津液气三种水液状态的区别。

"足之三阳，从头走足。"足三阳经脉的经气运行方向是从头到足，从脏腑走向四肢，因此足三阳经气的作用就是调动气血去濡养人体的组织结构。"胃足阳明之脉……是主血所生病者……""膀胱足太阳之脉……是主筋所生病者……""胆足少阳之脉……是主骨所生病者……"人体生理结构中的血筋骨三者是唇亡齿寒的关系，血弱则不能濡养筋骨，筋骨弱则血液受损。如果外伤皮肉导致出血，短时间内就能恢复如初，但是如果损伤筋骨则恢复时间比较长，俗话说"伤筋动骨一百天"。由此可见人体内的组织结构存在不同层次的差异，因所处深浅层次的不同大体分为血、筋、骨三类。中医学将组织结构分为五体，皮肉血筋骨分合五脏，为什么这里边没有皮和肉的认识呢？中医学认为人体的气血来源于水谷精微，水谷精微经脾胃运化以后化生气血，上承心肺；现代生理学认为人体内营养物质的来源在于消化系统，饮食经过消化吸收进入血液或淋巴，为机体提供能量。虽然对具体生化过程的认识存在差异，但人体能量的最终来源在于水谷精微是中西医学的共识。营养物质进入血液循环，相当于中医学的血分层次，皮肉筋骨等组织结构的濡养都是建立在这个层次之上，从血分开始，皮肉筋骨的濡养是有顺序的。正常过程是先到肌肉再到皮肤，这里存在一个先后关系，和由血脉先濡养筋，再濡养骨的过程一样的。从这个角度分析，筋和肌肉的层次是相同的，骨和皮肤的层次是相同的，基于此理，通过司外揣内观察皮肤的外象就可以知晓内在骨气的盛衰，断人生死，同样我们以动物皮入药可以达到补肾强筋骨的作用。筋在血之上，骨又在筋之上，人体内的生理结构有深浅层次的不同，这反映了足三阳之间的差别，同样手三阳所主水液有津、液、气三个深浅层次，手三阴所合三脏有肺、心、心包功能的差异，足三阴所合三脏有脾、肾、肝的区别，处在同一个层次上的经脉手足阴阳相合形成一个循环，构成十二正经经脉大循环内部的三循环，也就是经脉系统的三合。而这个三循环并不是"品"字型的平面关系，而是一种螺旋型的上下层次关系，正如足太阴脾经有别支上膈注心中，而手少阴心经则起于心中，这就让太阴和少阴的两个循环产生交集，同样足少阴肾经别支注胸中，而手厥阴起于胸中，足厥阴肝经别支注肺，手太阴起于肺中，三个小系统之间互相联系，气血在此处升华。经脉系统的这种分层结构完美的契合了宇宙模型，成为中医学天人合一观念的形象代言，如同十二地支的螺旋结构表达一样。人体结构就如同一个果实，有皮肉的部分，也有核仁的部分，处在内核的结构要比在表层的深邃，我们在临床治病时要遵循这种逻辑规律，万万不能急于求成，瞒天过海。

在十二经脉与脏腑的配属关系中，仔细推敲我们会发现一个问题。以阴经言之，手之经脉在上而足之经脉在下，肺、心、心包三脏居于膈上胸部，与在上之手经配属，肝、脾、肾三脏居于膈下腹部，与在下之足经配属，阴经与六脏的配属关系上下相符。而阳经与六腑配属的上下关系却是相逆的，六腑当中胆、胃、膀胱三腑功能位置相对偏上而反与足三阳经脉配属，大肠、小肠、三焦三腑其功能位置相对偏下而反与手三阳经脉配属。以天地升降之理言之，天气轻清在上，地气重浊在下，天气下降，地气上升成天地交泰之道，同理人体内的脏腑气机要想构成循环，在上者要下降，在下者要上升。六腑同居腹部，以通为用，以降为顺，这是六腑相对六脏而言的功能特点，以系统整体的脏腑升降功能为前提。而在六腑内部，因为位置上相对的上下关系让彼此之间产生不同的功能特点，在上者降而在下者升，与六脏内部的上下关系协调配属。同性相斥，异性相吸，为了形成阴经与阳经的往来循环，与经脉相配属的脏腑之间其运行趋势必然相反。比如手少阴经脉运行方向为从脏走手，心脏位居膈上与之相合，功能特点为运行气血从脏外出，因此与手少阴经脉相合的手太阳经脉走向就要从手走脏，相应的与手太阳配属的腑其运动趋势必然是运行气血回脏的。在六腑中满足这种关系的就是小肠，"小肠者，受盛之官，化物出焉"，小肠吸收水谷精微化生营血回心入脏，与心脏运动趋势正好相反，形成一个循环。因为心、肺和心包三者功能作用是互相交结在一起，手三阴经脉同源共用，小肠、大肠和三焦在结构功能上也是互相纠缠。因此手三阳经脉与小肠、大肠和三焦分别配属，经脉配属上可以满足阴阳经脉的循环关系，脏腑上可以满足气血运行的不同趋向。在十二正经经脉的整体循环系统内部，既要满足四经首尾相连构成的三个大循环，更要满足阴阳相贯形成的六个小循环，这是依靠经脉和脏腑上下交叉配属的方式来实现的。

　人体的经脉系统是一个复杂的立体结构，存在一定的系统等级性，有奇经、有正经、有络脉，大而无外，小而无内。而每一等级内部又是一个立体结构，横看成岭侧成峰，奇经中有纵向的任督循环，有横向的带脉循环；十二正经中横向上有手足阴阳左右相合，四条经脉通过升降出入的运化关系，建立三个等级上的循环；纵向上的经脉之间存在"开、阖、枢"三合关系，加强了经脉系统的联系性，这让整个生理系统更加紧密地结合在一起。

第7章 营卫分行有昼夜，
候气所在调虚实

一、营卫相随的现实意义

经脉的本质是道路，以物质、能量及信息的流通传导为目的，因此经脉的意义通过精气的流通体现出来，正如道路的作用通过人和货物的流通来体现，如果精气无法正常运行，经脉的意义便不复存在。在人体内负责精气流通的主要承担者就是营卫，对经脉运行方式的认识很大程度上取决于对人体营卫的认识。

营卫的本质都是水谷精微，确切地说是谷气，因为水和谷虽然同入胃中，但是两者进入不同的运化渠道。谷食进入小肠，化生精微入肝心肺，水液进入三焦，化生精微入肺肾。营卫主要是由进入小肠的谷食精微所化，水液精微只是辅助作用，因为水谷精微最终都上承肺中汇合，所以称为水谷精微。正如《灵枢·营卫生会》讲："人受气于谷，谷入于胃，以传与肺，五脏六腑，皆以受气，其清者为营，浊者为卫，营在脉中，卫在脉外。"虽然水谷精微是在进入肺中以后才正式分化营卫，即"清者为营，浊者为卫，营行脉中，卫行脉外"，但是在水谷运化之初，营卫其实就已经分道扬镳了。《素问·经脉别论》中介绍谷食入胃以后的运化过程清浊异行，即"食气入胃，散精于肝，淫气于筋"和"食气入胃，浊气归心，淫精于脉"。因为营养物质之间的分子结构存在差异，现代生理学认为人体吸收营养物质的途径有两条，也可以看作是《素问》对食气入胃清浊异行认识的写照。糖类和蛋白质被消化分解以后形成葡萄糖和氨基酸，葡萄糖和氨基酸属于小分子物质，主要通过主动吸收进入小肠上皮的毛细血管中，然后经过门静脉入肝过滤，进入血液循环。而脂肪被消化分解为甘油和脂肪酸，二者属于大分子物质，主要通过被动吸收入小肠上皮毛细淋巴管中，经淋巴系统的过滤以后进入血液循环中。由此可见食气精微在运化之初，清浊就已经分化并且进入不同的道路中，成为营卫分化的萌芽阶段。食气精微经过运化以后进入脉中，在肺中与水液精微相合，这时才开始正式分化营卫。有的部分其性清轻精纯，像女子一样性格柔顺，能行于脉道中，是水谷精微中的精气，成为营气的来源；而有的部分其性重浊慓疾，像男子一样桀骜不驯，不能行于脉道中，是水谷精微中的悍气，成为卫气的来源。所谓"荣者，水谷之精气也。和调于五脏，洒陈于六腑，乃能入于脉也。""卫者，水谷之悍气也。其气慓疾滑利，不能入于脉也。"这与一家之中男主外女主内的道理是一样的，女性喜静可持家在内，男性喜动在外

105

拼搏，在家庭中各司其职。

在现代生理学的认识中，两条吸收途径的营养物质最后都汇聚于血液循环系统中，借助于对血液循环系统的认识，我们对"营行脉中，卫行脉外"的生理过程可以理解得更加深刻。"荣经脉筋骨，养脑精髓，动输流通者，营气主之。""（营气）故循脉上下，贯五脏而络六腑也。"营气的生理特点与现代医学中血液的生理特点相似，同样是来源水谷中的营养物质，同样能行于脉道中，同样可以濡养五脏六腑，对全身的组织结构进行灌溉。正如"壅遏营气，令无所避，是为脉"，营气在脉道中周流如同血液在血管中循环不止。我们知道解剖结构上的血管并不是凭空产生的，也不是单独存在的，而是穿行于韧带、系膜、网膜和肌肉组织等结构之间，这就如同河流穿行于山川、盆地以及平原之中，与山川地势本身融为一体。血管是有通透性的，可以与血管周围的组织液进行物质交换，因此血液在纵向前行的过程中，在横向上会对周围组织液进行渗透，营养周围组织，正如同河流在前进的过程中会对周围的地下水有补充作用，令河道两侧的沼泽地水草茂盛，这就是卫气的表现。"充皮温肉腠，行津主开阖者，卫气主之。""（卫气）故循皮肤之中，分肉之间。熏于肓膜，散于胸腹。"这是人体"营卫相随"的原理，营气行于脉中，和调于五脏，洒陈于六腑，养脑精髓，灌注骨节，就像血液循环系统一样将血管网络遍布全身。卫气行于脉外，温皮肤，肥腠理，司开阖，熏于肓膜，散于胸腹，就像组织液一样充斥在组织间隙腠理之间。这种营卫关系就如同地上河流与地下水之间的关系，河流与地下水互相调节，荣枯与共，河水充盛则渗透补充地下水，地下水位充足可以帮助河流霈濡流行。

在横向关系上，河流与地下水之间互通有无，可以互相调节，荣枯与共，在纵向关系上，河流和地下水各自内部都有自己的调节系统，自成一派。比如黄河从源头发出以后不断融合其他支流，由小溪流汇聚成大河，由大河汇聚成大江，支脉不断往主干道汇聚，最后百川东到海，形成大小等级鲜明的独立水系。黄河的上游与下游之间以及不同等级的支脉之间都会互相调节，比如上游河水减少会导致下游河道枯竭，下游壅塞容易导致上游洪水决堤，支脉的盈虚影响主干道盈虚，这是河流内部自身的调节系统。因为河流的显性特点，河流内部不同等级的水系之间的调节现象很容易被发现，而地下水内部系统的自身调节现象却不容易被察觉。地下水和河流系统一样，内部也有自己的暗河调节系统，像连通管一样调节地下水位的高低。这个现象与营卫相随的原理相同，营卫之间既能互相调节又各自独立，自身内部都有一套完整的调节系统。因为营行脉中，营气自身的调节过程可以借助血液循环的过程来认识，血液从心脏主动脉流出，经过中动脉和小动脉，最后进入微循环处的毛细血管中，血液和组织液完成物质交换。随后血液再由毛细血管回收小静脉，经中静脉和大静脉回到心脏。这个生理过程也在中医学的认识中，《素问·经脉别论》用了另外一种方式表达，"食气入胃……浊气归心，淫精于脉，脉气流经，精气归于肺，肺朝百脉，输精于皮毛，毛脉合精，行气于腑，腑精神明，留于四脏，气归于权衡，权衡以平，气口成寸，以决死生"。由此可见，不同等级上的脉道可以互相调节，主脉血少则百脉空虚，毛脉壅滞则主脉涩滞不行，反映到生理现象上，就是营血在内脏与四末之间循环往复，跟随时空轮转，产生内外虚实的调节变化。

二、心包与三焦

营血运行在脉道中，有专门的一套循环系统负责调节血液的运行，这在中医学的认识中是心包的作用。"心主手厥阴心胞络之脉……是主脉所生病者"，又"包络者，心主之脉也"。心包者，包心者也，心包原称"心胞"后来简称为"心包"，"胞"字有"肉"字边，代表有形的组织结构，心包我们可以理解为包裹心的网膜结构。心包又名膻中，《灵枢·胀论》说："膻中者，心主之宫城也"，代表心包像宫城一样保护心君。中医学里的心包括解剖上心脏和脑的功能，因此我们认为这个心包不单纯指代心脏外面那层包膜，也包括脑膜构成的血脑屏障。因为血脑屏障的存在有效地防止有害物质入侵大脑，保证人精神活动的正常，故而《素问·灵兰秘典论》有"膻中者，臣使之官，喜乐出焉"的说法，而叶天士才将温邪影响到神明心智的情况称为"热入心包"，应该也是同样的考虑。心脏的主要功能在于推动血脉运行，而心包的功能与血脉的运行是紧密结合在一起的，对心率的调节起重要作用，"心包者，导传雷霆之器也。独为经者，因其气通天也"，因此心包又被称为心主。

血脉如同河流一样在人体系统中呈现显性，水液代谢如同地下水一样在人体系统中呈现隐性，因此现代生理学清晰地认识血液循环系统对身体的调节作用，却忽略了水液代谢自身的调节系统。也就是说水液在人体内输布代谢并不依赖血液循环系统，而是像血液循环一样有自己的一套水液代谢系统，只不过这套系统不像血脉那样明显，很容易被人忽略。设想一下如果我们身体内的水液代谢完全由血液循环承担，当我们大量饮水时小便频率增加尿量增多，肾脏的过滤一定会相应加快，按理说此时往肾脏的供血必然会加快，心率也会成比例的加快，然而现实情况却不是这样的，尿频的人心率并不会成比例的加快。从这里我们可以猜测，人体内一定有另外有一套水道系统，调节人体内水液代谢。《素问·经脉别论》所说："饮入于胃，游溢精气，上输于脾。脾气散精，上归于肺，通条水道，下输膀胱，水精四布，五经并行，合于四时五脏阴阳，揆度以为常也。"2018 年 3 月，有科学家在 *Nature* 上首次建议将人体内的间质组织归为一个完整的器官。他们认为身体中的每个组织都被这个充满流体的间质网络所包围，这些间质组织事实上形成了一个器官，遍布全身，相当于"流动液体高速公路"。这个发现与中医学里"三焦"的认识不谋而合，三焦又称"三膲"，也是代表人体内有形的组织结构，是人体水液代谢的道路，如《素问·灵兰秘典论》中"三焦者，决渎之官，水道出焉"。唐容川是中西汇通学派的代表，认为三焦就是人体的网膜系统，这种认识也得到张锡纯的认可。他说"三焦即人身之膜膈所以行水也。""三焦，即人身上下内外相联之油膜也。""肾主水，而行水之腑，实为三焦，三焦即人身油膜，连肠胃及膀胱，食入于胃，由肠而下，饮水入胃，则胃之四面，均有微管，将水吸出，散走隔膜，此膜即三焦也。"三焦是人体所有网膜结构的总称，大到胸膜、腹膜、脑膜以及脏腑包膜系带，小到组织肌肉间的间质腠理都属于三焦，像一个大包袱一样将人体的五脏六腑四肢百骸中的网膜结构全部囊括其中。正如张景岳在《类经·藏象类》中说："三焦者，确有一腑，盖脏腑之外，躯壳之内，包罗诸脏，一腔之大腑也。"如同血脉在大小不同等级的结构上分化一样，大者如箸，小者如发丝，维持血液循环功能，三焦网膜也有大小不同等级的分化结构，比如组织间隙大者成文，小者成理，负责水液输布代谢，而且三焦网膜一定与血脉系统并行，如同河流和地下水的关系。在中医学的脏腑认识中心包与三焦相合，从这个角度上看是对人体血液和津液输布的同步协调，也是人体"营行脉中，卫行脉外"营卫关系的真实写照，所谓"其浮气之不循经者，为卫气；其精气之行于经者，为营气"。因为人体对水分的主要吸收部位在胃和大肠，而对营养物质的主要吸收部位在小肠，这又印证了营卫在运化之初就分道扬镳，所以"卫气者，胃气之所生也。营气者，肠之所生也"。

三、昼夜日行五十营

营行脉中，卫行脉外，营卫相随，各行其道，两者的运行均与时空环境相合，因而其运行规律皆有迹可循。营气为水谷之精气，行于脉道中，像河水一样受到脉道的壅遏作用，因此营气只能在脉气的催动下循经脉单向运行，是比较中规中矩的单线型灌注运行方式。营气从手太阴出发，运行完手太阴经脉以后下接手阳明，然后下接足阳明，再接手少阴、手太阳……循序运行完周身经络一遍之后再回到手太阴。正如《灵枢·营气》所载："故气从太阴出，注手阳明，上行至面，注足阳明，下行至跗上，注大指间，与太阴合；上行抵髀，从脾注心中；循手少阴，出腋中臂，注小指，合手太阳；上行乘腋，出𫐓内，注目内眦，上巅下项，合足太阳；循脊下尻，下行注小指之端，循足心，注足少阴；上行注肾，从肾注心，外散于胸中；循心主脉，出腋下臂，出两筋之间，入掌中，出中指之端，还注小指次指之端，合手少阳；上行注膻中，散于三焦，从三焦注胆，出胁，注足少阳；下行至跗上，复从跗注大指间，合足厥阴；上行至肝，从肝上注肺，上循喉咙，入颃颡之窍，究于畜门。其支别者，上额循巅，下项中，循脊入骶，是督脉也；络阴器，上过毛中，入脐中，上循腹里，入缺盆，下注肺中，复出太阴。此营气之所行也，逆顺之常也。"营气的单线型灌注运行方式和现代生理学认识的血液循环过程一样，血液从左心室出主动脉，到达全身器官的体循环，经上下腔静脉回到右心房，再到右心室经肺动脉进入肺循环，再经肺静脉回到左心房，进入左心室出主动脉，血液循环运行周身一遍，这种循环方式就如同串联电路，电流从正极发出逐一灌注，最后回到负极，再从正极发出。营气行于脉道中周而复始，循环不息，正如日月的轮转一样言而有信，故曰"常营无已，终而复始，是谓天地之纪"。因此营气的运行表现出一定的节律性，《黄帝内经》时期的医学家们认识到营卫在一昼夜内各运行周身五十次而后重合，所谓"阴阳相贯，如环无端，营周不休，五十而复大会"。

黄帝曰：余愿闻五十营，奈何？岐伯答曰：天周二十八宿，宿三十六；人气行一周，千八分，日行二十八宿。人经脉上下左右前后二十八脉，周身十六丈二尺，以应二十八宿。

漏水下百刻，以分昼夜，故人一呼脉再动，气行三寸，一吸脉再动，气行三寸。呼吸定息，气行六寸；十息，气行六尺，日行二分；二百七十息，气行十六丈二尺。

气行交通于中，一周于身，下水二刻，日行二十分有奇；五百四十息，气行再周于身，下水四刻，日行四十分有奇；二千七百息，气行十周于身，下水二十刻，日行五宿二十分；一万三千五百息，气行五十营于身，水下百刻，日

行二十八宿，漏水皆尽脉终矣。所谓交通者，并行一数也。故五十营备，得尽天地之寿矣，凡行八百一十丈也。（《灵枢·五十营》）

昼夜水下百刻，营气运行周身经络五十个循环，平均两刻钟运行一个周身，所谓"一周于身，下水两刻"。这代表营气运行的速度，然而昼夜水下百刻这个时间单位是人为规定的，没有天文学意义，因而不是决定营气运行的客观因素。人与天地相参，营气的运行速度是由天地运转频率决定的，因此认识营气运行要与天地合参。以位置靠近地轴的北极星为坐标中心，古代天文学将天行运转所经过的黄道和赤道之间的区域分为二十八宿，这是古人观察日月星辰运转的固定坐标。一昼夜的时间地球围绕地轴自转一周，人在地球上随天地运行同步阅遍二十八宿，而古人将位于地球上的自己看作不动坐标，于是就相应的有了日月星辰的轮转现象，产生了"天行"的概念，现实情况是昼夜之间人行天地一周，正所谓"坐地日行八万里"，因为参考坐标的选择不同看作天行一周。昼夜天行一周二十八宿，每一宿有三十六分，共一千又八分，因此古人又将一昼夜的时间刻度分为二十八宿，共一千又八分，所谓"天周二十八宿，宿三十六；人气行一周，千八分，日行二十八宿"。这里的"日行"现象是相对于地球东升西落的太阳轮转而言，与相对于太阳在天球黄道平面上的"日行"概念并不相同，这里的"日行"现象是由于地球的自转产生，与"天行"意义相同。人在地球上跟随地球自转同步运转，昼夜之间同样轮转二十八宿一周。如果把整个人体比作周天，周天分有二十八宿，人身有二十八经脉对应之，所谓"人经脉上下左右前后二十八脉，周身十六丈二尺，以应二十八宿"。

历来对人身二十八脉的认识依据《灵枢·脉度》，正经二十四脉加任督二跷共成二十八脉，一共十六丈二。即"手之六阳，从手至头，长五尺，五六三丈。手之六阴，从手至胸中，三尺五寸，三六一丈八尺，五六三尺，合二丈一尺。足之六阳，从足上至头，八尺，六八四丈八尺。足之六阴，从足至胸中，六尺五寸，六六三丈六尺，五六三尺合三丈九尺。跷脉从足至目，七尺五寸，二七一丈四尺，二五一尺，合一丈五尺。督脉、任脉，各四尺五寸，二四八尺，二五一尺，合九尺。凡都合一十六丈二尺，此气之大经隧也。"但是这里有一个问题，在对正经的计算时是分左右进行的，而跷脉也是分左右的，但是计算时却并没有分左右进行，于是在《九常记》中对二十八脉提出了另外一种认识。即"形有所尺，脉之有路，络之有隧，经之有度。手之六阳从头至手者，其长各五尺有五，合三丈有三尺。手之六阴从手至胸者，其长各三尺有八寸，合二丈二尺有二寸。足之六阳从头至足者，其长各八尺，太阳一丈六尺，合五丈六尺。足之六阴从足走胸者，其长各六尺余奇，合三丈六尺有六。跷脉从足至目，长七尺有五，合三丈。维脉从足至手，各长九尺有五，合三丈八尺。督脉各长四尺有九，任脉三尺有八，合八尺有七。带脉长三尺六寸，冲脉二尺四寸，合六尺。合总长廿三丈三尺有奇，以度其常者也。"因为奇经中跷脉、维脉与正经并行，故不重新计算，正经二十四脉加上任督冲带共成二十八脉，以应周天二十八星宿。通过上面尺寸计算，去掉跷脉维脉，经脉尺寸共合十六丈二尺余八寸，为人体周身经脉尺寸，与周天二十八星宿共一千又八分相应。昼夜之间周天轮转二十八宿一周，与之相应的人气行周身之二十八脉一周，这里行身之气指的并不是单纯的营气或者卫气，而是与天行同步的运气，我们暂且称之为"人气"。人气行全身经脉一周与天行二十八宿一周同步，即天转一宿，人气行一脉，这都在一昼夜的时间单位内。因为人在地球上观察星宿轮转，所以星宿轮转的方向与太阳东升西落的方向相同，为自东向西，与日行黄道二十八宿自西向东的方向相反，于是二十八舍又与十二时辰对应，所以人气按十二时辰流注经脉，这就是十二经脉子午流注的由来。寅时气常从手太阴出，至卯时手阳明，辰时足阳明……十二时辰结束又回到手太阴，这跟日行是同步的，日行一周，人气流注十二经脉一周，产生子午流注的动态变化。在"天行"一周的一昼夜时间内，营卫各运行周身五十周，即昼夜水下百刻，一周于身，下水二刻，正如"漏水下百刻，以分昼夜，故人一呼脉再动，气行三寸，一吸脉亦再动，气行三寸。呼吸定息，气行六寸；十息，气行六尺，日行二分；二百七十息，气行十六丈二尺"。这里介绍的是"营行"一周的概念，与人体的呼吸心率等生理活动相协调，"人一呼脉再动，气行三寸，一吸脉亦再动，气行三寸。呼吸定息，气行六寸"。二百七十息时，营气运行全身经脉一周十六丈二，是为营行一周，以昼夜百刻观之则水下二刻，若以周天观之则日行二十分。昼夜之间人有一万三千五百息，故而营行五十周，水下百刻，天行二十八宿一千又八分，丝毫不差。正所谓"气行交通于中，一周于身，下水二刻，日行二十五分有奇；五百四十息，气行再周于身，下水四刻，日行四十分有奇；二千七百息，气行十周于身，下水二十刻，日行五宿二十分；一万三千五百息，气行五十营于身，水下百刻，日行二十八宿，漏水皆尽脉终矣。所谓交通于中，并行一数也。故五十营备，得尽天地之寿矣，凡行八百一十丈也。"由此可见，一昼夜的时间营气在人体内的运行产生了等级性，古人分成两个时间概念来认识：天行一周，以二十八舍为时间单位认识，人气随之流注周身二十八脉一周，天行一舍，人气行一脉，因为二十八舍与十二时辰同源，最终演化成营气运行的子午流注认识；在此昼夜之间营行五十周身，营气每运行一周身，都与人体的呼吸心率同步协调，因此以漏水下百刻为时间单位认识营气运行的每一个循环，即二百七十息，气行十六丈二尺，一周于身，下水二刻。

四、卫气行

相对于营气而言，卫气的运行要复杂许多。与营气运行相同的是，昼夜水下百刻，卫气同样运行五十周身，然而与营气运行不同的是，卫气为水谷悍气，其性慓疾滑利，不像营气那样运行于脉道内，而是行于脉道外，因此卫气的运行方式和运行规律与营气完全不同。卫气不受脉道的壅遏作用，不必像营气运行那样中规中矩的遵循经脉顺序线型流注，因此卫气的运行可以采用多经脉同时并行的放射状形式。卫气的运行开始于人清晨初醒时，初醒时双目张开，卫气从目内眦开始循足太阳运行从头至足，与此同时，手足三阳中的其他五条经脉与足太阳一样从头运行至手足，卫气的运行一开始就是多条经脉同时铺开的运行方式，六阳同出同入。正如《灵枢·卫气行》记载："是故平旦阴尽，阳气出于目，目张则气上行于头，循项下足太阳，循背下至小趾之端。其散者，别于目锐眦，下手太阳，下至手小指之端外侧。其散者，别于目锐眦，下足少阳，注小趾次趾之间。其散者，循手少阳之分，下至小指次指之间。别者以上至耳前，合于颔脉，注足阳明以下行至跗上，入五趾之间。其散者，从耳下下手阳明，入大指之间，入掌中。其至于足也，入足心，出内踝下，行阴分，复合于目，故为一周。"

营气运行方式如同电路中的串联方式，因为公用一条运行路线，营气流经各经脉都是平等的，这样可以保证各经脉之间的公平性，同样也加强了相互之间的联系性。卫气运行方式则如同并联电路，多经脉齐头并进，可以使经脉之间保持一定的竞争性和独立性，这两种运行方式取决于营卫各自的生理特点。营气是水谷精气当中的精华部分，所以能行于脉中，如"荣者，水谷之精气也。和调于五脏，洒陈于六腑，乃能入于脉也。故循脉上下，贯五脏而络六腑也"。营气出入于五脏六腑之间，主要生理作用是荣经脉筋骨，养脑精髓，所谓"营调则阴阳安定，筋骨劲强，关节滑利"。营行脉中如串联般循经灌注，对每条经脉公平对待，保证每个脏腑都能得到精气的濡养，享受同样的生存权利。卫气为水谷之悍气，主要生理作用是充皮温肉腠，行津主开阖，所谓"卫者，水谷之悍气也。其气慓疾滑利，不能入于脉也。故循皮肤之中，分肉之间。熏于肓膜，散于胸腹"。卫气如屏风在外保卫内在脏腑，免受外邪侵袭，故而"卫气和则肌肉分荣，皮肤柔腻，腠理调合致密"。卫气运行于脉外，多经并行，最容易受到时空环境因素的影响，分道同行的方式保证了经脉之间的独立性，在不同时空环境的调控下互不影响，这样才能做到昼行于阳，夜行于阴，白昼时阳经得天时所助，因此在"气"的争夺上就表现得比较强势，而夜行于阴则正好相反。总而言之营气运行保证经脉之间的共性，而卫气运行保证经脉之间的个性。

黄帝问于岐伯曰：愿闻卫气之行，出入之合，何如？

岐伯曰：岁有十二月，日有十二辰，子午为经，卯酉为纬。天周二十八宿，而一面七星，四七二十八星。房昴为纬，虚张为经。是故房至毕为阳，昴至心为阴。阳主昼，阴主夜。故卫气之行，一日一夜五十周于身，昼日行于阳二十五周，

夜行于阴二十五周，周于五脏。(《灵枢·卫气行》)

营卫的运行虽然同样受到天地环境的影响，与天时相应，但是营卫的具体表现却是大不相同的，在同一时空环境下，营气在十二经脉中的运行没有任何区别，而卫气在十二经脉中的运行却差异巨大，表现出昼夜分行的特点。

古代历法中将一年分十二月，一天分十二时辰，分别与十二地支相应，而十二地支起源于十二辰，是对一天之内太阳在天空中位置变化的描述。从子顺行到午，人气升散为阳，从午顺行至子，人气收敛为阴，这是将一天当中的气机变化分为阴阳认识；从卯顺行到酉为白昼，从酉顺行到卯为黑夜，昼为阳，夜为阴，这是将一天当中的昼夜分为阴阳认识，因此十二地支中以子午为经，卯酉为纬，经纬为界可以将一日分化出阴中有阴阳中有阳的四气认识，与一年当中的寒暑气化表现相同。一年当中有十二月，分为寒暑四季，一天当中有十二辰，分为昼夜阴阳，而十二辰与二十八宿一一对应，于是与十二地支根据自身定位的子午卯酉分化阴阳一样。二十八宿半居赤道平面上半居赤道平面下，也有根据自身定位的南北属性分化阴阳，房昴为纬，虚张为经，故曰："天周二十八宿，而一面七星，四七二十八星。房昴为纬，虚张为经。是故房至毕为阳，昴至心为阴"。十二地支与二十八宿的阴阳分化属性是对天区的分区定位，并不是现实世界中的日月星辰轮转，十二地支以天球赤道为基准，自东向西，而二十八宿是以天球黄道为基准，自西向东。从现实世界的日月轮转现象来看，冬至日在斗，对应地支为子，春分日在奎，对应地支为卯，夏至日在井，对应地支为午，秋分日在角，对应地支为酉，轮转方向与木星运行的十二次对应相同。

在营气运行时我们介绍了天行二十八舍的意义，也就是根据地球自转产生的星宿轮转现象，将一昼夜的时间均分二十八舍共一千零八分计时。昼夜之内天行二十八宿轮转一周，然而我们只能在黑夜才能仰望星空，因为白昼太阳光的遮盖作用，我们看不到移星易宿。因此每天我们只能在夜晚看到天行二十八宿的一半，甚至更少，于是一年当中日行二十八宿，造成了夜观星象的不同，产生了物换星移的现象。昼夜往来是因为地球自转造成的，面向太阳为昼，背对太阳为夜，人类的生命活动跟随昼夜往来同步，日出而作，日入而息，这是人体内卫气运行造成的。卫气运行产生昼行于阳夜行于阴的规律性变化，与日行二十八宿的原理相同，昼行于阳，因为我们能觉察到，夜行于阴，因为我们处在睡眠当中觉察不到，就像白昼看不到移星易宿一样。

卫气昼行于阳，夜行于阴，在人体生理上也有相应的阴阳认识，一者是像经络那样分阴经和阳经，阴经营脏，阳经营腑，这种认识如同地支中以子午为经，以气机出入为阴阳分化标准；再者以四肢皮表的经络为阳，以内脏筋骨的脏腑为阴，这种认识如同地支中以卯酉为纬产生昼夜，四肢皮表见者为阳，五脏六腑隐者为阴。卫气昼行于阳，夜行于阴，代表气血在脏腑和四末之间随时空环境变化出入往来，正如卫气在昼行于阳时，平旦阴尽阳出，手足六阳均由脏腑出四肢，循皮肤之中分肉之间，在体表起防卫作用。在卫气运行阳经从头至四末时，阳经有支脉内行络脏属腑，加强脏腑功能，如足太阳经有支者属膀胱络肾，这就是大小二便与汗出会在白天比夜间频繁的原因。卫气昼行于阳，循六阳经脉由脏腑到达四末以后"行阴分"，并非"夜行于阴"的内脏运行，而是指的阴经。气血从阴经由四末回脏腑，与阳经由脏腑出四末的过程共同建立一个整体出入循环，这还是发生在经络之间的卫气昼行于阳上，是卫气行阳一周的方式，昼日行阳二十五周。卫气昼行于阳，阳尽则阴受气，卫气由阳入阴，这时气血内收脏腑，人开始进入睡眠状态，故曰夜行于阴，指气血运行在内脏之中。"阳尽于阴，阴受气矣。其始入于阴，常从足少阴注于肾，肾注于心，心注于肺，肺注于肝，肝注于脾，脾复注于肾为一周。"这是卫气行阴一周的方式，夜行于阴二十五周。而卫气夜行于阴的原理与昼行于阳相同，阴经同样有支络可以属脏，代表卫气在夜行于阴时可以通过经脉运行在体表之间，这种设定方式可以保证在昼行于阳时卫气不会完全出表，夜行于阴时卫气不会完全入里，阴阳互根而不至于离绝。卫气日行五十周，分昼夜交替进行，就如同人的双脚交替走路一样，昼行于阳二十五周，夜行于阴二十五周。

一日之内天行二十八宿，昼夜分行各十四宿，昼行于身二十五周，夜行于脏亦二十五周，卫气行身五十周，时行一舍，卫气行身（脏）各一周又十分之八。

是故日行一舍，人气行于身一周与十分身之八；日行二舍，人气行于身三周于身与十分身之六；日行三舍，人气行于身五周与十分身之四；日行四舍，人气行于身七周与十分身之二；日行五舍，人气行于身九周；日行六舍，人气行于身十周与十分身之八；日行七舍，人气行于身十二周与十分身之六；日行十四舍，人气二十五周于身有奇分与十分身之二。

是故夜行一舍，人气行于阴脏一周与十分脏之八，亦如阳行之二十五周，而复合于目。阴阳一日一夜，合有奇分十分身之二，与十分脏之二，是故人之所以卧起之时，有早晏者，奇分不尽故也。（《灵枢·卫气行》）

五、通营调卫，候气所在

就个人而言，卫气运行的起止依据是人的起卧，至阳而起至阴而止，白天清醒时卫气行于体表经络，因此人体对外界环境中的虚邪贼风抵抗力就强，不容易感病受邪。到了夜晚睡眠时卫气进入脏腑，五脏六腑得到休养，而体表经络却因卫气内收处于空虚状态，因而此时人体容易被虚邪贼风侵袭，需要盖被子来抵御外邪，就好像夜晚闭户防盗一样。每个人的起卧节律不同，因此卫气运行的起止难定，于是人为规定卫气运行以夜尽平旦为起始，跟随昼夜长短的四季变化，以天地的昼夜为人体卫气运行的绝对标准。来自人与天地时空相应的天人合一理念，正所谓"分有多少，日有长短，春秋冬夏，各有分理，然后常以平旦为纪，以夜尽为始"。理想状态下人严格按照天地的昼夜起卧，是人体健康的黄金标准，然而现实生活中人的生活起居很难严格随昼夜往来，因此长期的起居习惯会对脏腑产生影响，造成人体的阴阳平衡失调。如果早上不起，卫气不出阳，久之人体的经络必然壅滞，如果晚上不睡，卫气不能入阴，内脏得不到休息，久之脏腑成虚损，长此以往人体的生物钟紊乱，不能和天地节奏合拍，正所谓"阴阳反作，病之逆从"。如果人体阴阳反作，疾病产生了，我们就要采用针刺、汤药等手段将人体的阴阳调整过来，察阴阳之所在而调之，以平为期。针药调理有调营和调卫的不同，那么调营和调卫谁是主宰呢？因为营气行于脉中，是遵循经脉顺序单向流注的运行方式，日夜不休，周而复始，所以各经脉之间荣枯与共，祸福相当，形成人生理特性中的恒常性。而卫气行于脉外，是多经脉同时放射型的运行方式，昼行于阳，夜行于阴，各经脉之间有一定的自主性，可以选择与相应的环境亲和，因此卫气运行造成人身生理特性的变动性。人生命活动中最重要的特性就是要随时空环境变化，故而调卫气是治疗中的关键。设想一下，血脉大者如经，小者如络，遍布全身组织各处，理论上心脏是无差别对待的，血液可以通过血脉到达任何地方，就像营气运行一样恒定有常，不受时空环境因素的影响，那么在人体内为什么还会产生局部差异呢？这取决于局部组织本身的微循环发生状态，局部组织代谢正常，微循环发生正常，血液自然就能从心脏流过来，相反如果局部组织代谢异常，微循环会相应发生障碍，血液就不会流过来。造成这种差异的微循环开阖在一念之间，主要受到时空环境因素的影响，这就是卫气的作用，所谓"温皮肤，肥腠理，司开阖"。因此治营气以通为主，经脉通畅则营行正常，而治卫气以调为主，要顺应时空环境的变化。因为人体的健康来自天地运转的黄金标准，卫气昼行于阳夜行于阴与天地同步，调整病理状态就要依据天时测算卫气运行之所在。

黄帝曰：卫气之在于身也，上下往来不以期，候气而刺之，奈何？

伯高曰：……是故谨候气之所在而刺之，是谓逢时。病在于三阳，必候其气在于阳而刺之，病在于三阴，必候其气在阴分而刺之。（《灵枢·卫气行》）

如果以昼夜分二十八舍来计时测算卫气运行，时行一舍，卫气行身一周又十分之八，这样很明显是不方便计算卫气所在的，因此习惯上以人为刻度计时测算卫气运行所在。以子午为经卯酉为纬分化阴阳认识，古人将一天分为四气。正如《素问·金匮真言论》说："阴中有阴，阳中有阳。平旦至日中，天之阳，阳中之阳也；日中至黄昏，天之阳，阳中之阴也；合夜至鸡鸣，天之阴，阴中之阴也；鸡鸣至平旦，天之阴，阴中之阳也。"昼夜漏水下百刻，因此每一气都有二十五刻，合三时许，所谓"日四气，气分少阴，少阳，太阴，太阳。气二十有五刻，三时一分"（《九常记·天常·己己》）。这正好是半日的度数，那么这个半日的刻度有什么代表意义呢？昼夜水下百刻与二十八舍对应，"从房至毕一十四舍，水下五十刻，半日之度也；从昴至心，亦十四舍，水下五十刻，终日之度也。日行一舍，水下三刻与七分刻之四"。平均每行一舍，水下三刻又七分之四刻，取日行舍度与水下刻数的最小整数倍，日行七舍，水下二十五刻，这正合半日之度。卫气行身十二周半，说明在半日内卫气的运行规整为一个小循环，在一日之内卫气昼行于阳夜行于阴的循环内部存在多级层次，半日循环是一日昼夜循环之下的第一个层次。

水下一刻，人气在太阳；水下二刻，人气在少阳；水下三刻，人气在阳明；水下四刻，人气在阴分。水下五刻，人气在太阳；水下六刻，人气在少阳；水下七刻，人气在阳明；水下八刻，人气在阴分。水下九刻，人气在太阳；水下十刻，人气在少阳；水下十一刻，人气在阳明；水下十二刻，人气在阴分。水下十三刻，人气在太阳；水下十四刻，人气在少阳；水下十五刻，人气在阳明；水下十六刻，人气在阴分。水下十七刻，人气在太阳；水下十八刻，人气在少阳；水下十九刻，人气在阳明；水下二十刻，人气在阴分。水下二十一刻，人气在太阳；水下二十二刻，人气在少阳；水下二十三刻，人气在阳明；水下二十四刻，人气在阴分。水下二十五刻，人气在太阳，此半日之度也。（《灵枢·卫气行》）

通过半日循环我们可以发现卫气在运行中的应时变化规律。正如《灵枢·卫气行》所言："大要常以日之加于宿上也，人气在太阳。是故日行一舍，人气行三阳与阴分，常如是无已。"日行一舍，人气行三阳与阴分，是大概约数，因为日行一舍，水下三刻又七分刻之四，卫气行身一周又十分身之八，这种对应关系并不规整，若以时刻言之来计算，水下二刻，卫气行身一周，这种对应关系相对规整，因此计算卫气所在以时刻为准。卫气昼行于阳在身，运行常从太阳开始，四刻以后遍行三阳一阴而重回太阳，正如"水下一刻，人气在太阳；水下二刻，人气在少阳；水下三刻，人气在阳明；水下四刻，人气在阴分"，到了第五刻又重新回到太阳，这是由于三阳一阴的轮转而形成的三阳循环，称之为周，是在卫气半日循环之下的第二个层次。这个周的概念不同于卫气行身一周的概念，卫气行身一周是存在于这个三阳一阴周行循环概念之下的一个层次。卫气运行多经并行，昼日行于阳二十五周，循环不已，水下一刻，人气在太阳，代表在这一刻卫气的运行由太阳主宰，相应的第二刻由少阳主宰，依次类推。卫气昼行于阳，每个三阳一阴周行循环中的阴分代表阴经而非脏，而每个周环内具体指代的阴经也是不同的。正如《九常记·权衡·庚己》言："刺之所候者非此也，乃以太阳，少阳，阳明，少阴为初周。二周太阴，三周厥阴，三周为一圆，周而复始焉。时八刻有三分余，圆十有二刻，纪三时圆二余一刻，日日循环不息，筹计弗失者也。"一刻在太阳，二刻在

少阳，三刻在阳明，四刻在少阴，这是初周；第五、六、七
刻分别在太阳、少阳、阳明，第八刻在太阴，这是二周；第
三周顺理成为太阳、少阳、阳明和厥阴；第四周开始阴分重
回少阴。在三阳一阴周行循环的基础之上，因为每周所行阴
分不同，三周以后三阴遍历又构成一个三阴循环，称之为圆，
是介于三阳一阴形成的周环和半日循环之间的一个层次。每
圆经历十二刻，而一天当中十二时，每时八刻三分余，取最
小公倍数，日行三时合计二十五刻，卫气运行两圆六周半，
行身十二周半，正合是半日之度，因此卫气昼行于阳之所在，
随时刻变化。

若水下一刻气在太阳，二刻少阳，三刻阳明，水下四刻
入阴，此时阴分为少阴。

五，九，十有三，十有七，二十有一，二十有五，二十有九，
三十有三，三十有七，四十有一，四十有五，四十有九刻太阳。

六，十，十有四，十有八，二十有二，二十六，三十，三十有
四，三十有八，四十有二，四十有六，五十刻少阳。

七，十一，十五，十九，二十三，二十七，三十有一，三十有
五，三十有九，四十三，四十有七刻阳明。

八，十二，十六，二十，二十四，二十八，三十有二，三十有
六，四十，四十有四，四十有八刻入阴。

此时所行阴分分别以太阴、厥阴、少阴顺序轮换，五十
刻之后理论上代表人在夜间睡眠状态，睡着以后卫气入脏不
在身，因此睡着以后针灸经络无意义，故而不提。卫气在白

昼运行三阳占时多，三阴占时少，便整体呈现出昼行于阳的特点，而人身之经络阳经长而阴经短。因此正常人在一天中处在睡眠状态的时间一定比清醒状态的时间短，这种设定符合朱丹溪"阳常有余，阴常不足"的认识，也决定了人的生命不可能长生不死。至于古人对卫气运行的认识，与人体生理系统一样存在多层次性，天行一周二十八舍，卫气行身五十周分昼夜，昼行于阳二十五，夜行于阴亦二十五，而在一日之内有昼夜循环，有半日循环，有三阴圆环，有三阳周环，环环相扣，显示出人身生理的精细无比。

营卫运行都是昼夜五十周而复大会，虽然运行方式不同，各自内部都存在多级层次，就如同大小不一的齿轮，相互配合构成一个昼夜大循环。没有营卫的运行，就不存在经络的作用，因为营卫周流随时空环境变化，造成了经络的复杂多样性，以此为基础认识人体生理并应用到临床治疗中，或通营，或调卫，通营者，通其瘀滞，调卫者，调其虚实，察气之所在而调之。

第 8 章　五脏生成参天地，
　　　　　脏腑运化寄有形

一、脏腑体系的建立

脏和腑两个字都带有"肉"字旁，说明中医学里的脏腑体系是立足于人体实有结构的，正如中医古籍中对某些脏腑结构的描述与现代生理解剖的认识大致相同，从这点不难看出。脏腑体系最早立足于对人体实有结构的认识，这是毋庸置疑的。正如《灵枢·经水》所言："若夫八尺之士，皮肉在此，外可度量切循而得之，其死可解剖而视之。"然而因为《黄帝内经》对脏腑体系的描述太笼统太模糊，后世医家受制于《孝经》"身体发肤，受之父母，不敢毁伤"的道德约束，对人体的有形结构认识不足（《孝经》本意在于教导人爱惜生命，不妄自菲薄轻生，爱身惜命是孝之首）。因此人们对脏腑体系的认识逐渐脱离人体实有结构，停留在揣测和自圆其说中，导致脏腑体系变成了无根之木，逐渐僵化趋于程序化，失去了其原有的灵活性。五脏六腑加之于一些阴虚、阳虚、气虚、血虚的概念，脏腑辨证体系最终落脚于一些有名无实的名词，如心气虚用人参、黄芪，肾阴虚用生地黄、山茱萸，全然丢失了这些名词背后代表的生理病理变化。这种对号入座式的治病模式如刻舟求剑一般，毫无辨证论治可言，更有甚者挂羊头卖狗肉，用西医药理学的理念来认识中药，研究中药的主要成分及作用，把中药当成像抗生素、激素一样的用法，这种做法着实可恨但是也很无奈。因为在现代医学细致入微的解剖生理学认识的冲击下，中医学脏腑体系早已被冲击得支离破碎，尤其是很多人用现代生理解剖的概念对号入座的来认识脏腑，更显现出脏腑体系的孤陋寡闻，成为反中医者们攻击中医的有力武器。比如现代中医学将主血脉与主神明的作用同归于心，而现代生理解剖体系认为血脉是心的功能，神智是脑的功能，将两者统归于心是万万不能接受的。不论后世中医的自圆其说，还是西医的任意曲解，对传统脏腑体系的诋毁和轻视，都说明正统中医思维的缺失，正确认识脏腑体系要从传统中医学的思维方式开始。

　　脏腑体系的建立以有形的实体结构为基础，与现代医学建立在解剖学生理学的基础之上是一样的。同样是以有形结构为基础认识人体生理，为什么中医脏腑体系与西医解剖生理会走上完全不同的两条路呢？所谓横看成岭侧成峰，相同事物从不同的角度观察就会得出不同的结论，中西医学的根本区别就在于此。得益于先进科技的发展，我们通过人体解剖可以清晰地了解每个器官的形态结构，研究每个器官内部的组织功能，利用显微镜可以观察组织内部的细胞形态，可以将细胞分离出来观察结构，也可以将病原体分离出来研究它的生命方式，因此西医解剖生理可以将人体的实体结构认识得足够精细。西医解剖生理中的心、肺等脏腑立足于实体结构，每个脏腑都有各自的形态位置功能，通过控制变量我们可以将每个脏腑单独分离出来研究清楚，然后把所有个体的研究成果相加，最后达到 1+1=2 的效果。这种认识思维的关注点在个体，着重于将每个个体认识清楚。中医学的脏腑理论形成于两千年之前，没有先进科技的支持，人们对生理结构的认识必然不像现代解剖学那样清晰。中医学脏腑体系中的心肝脾肺肾首先立足于系统整体，五脏六腑都是构成整体系统的某一部分，系统的整体表现就是人的生命活力。人体的生命活力有呼吸、心率、饮食、二便、睡眠等多方面的参与，而每项功能的正常维持可能需要多个实体脏腑结构共同完成，比如饮食功能的正常主要立足于胃肠道，中间需要有肝、胆、胰等多个器官的参与，参与饮食运化过程中的脏腑在中医学中统称为脾胃，这就呈现出一种 1=1+1 的效果。这种现象我们可以参考运动过程中的生理调节认识，当我们在跑步时，运动系统中的骨骼肌肉首先被调动，然后心跳随之开始加速，为肌肉骨骼组织供血。循环系统功能加快之后，呼吸系统开始加速，呼吸喘促，为组织供氧，同时引发身体内一系列连锁反应。跑步时眼观六路，耳听八方是神经系统的作用，机体出汗排泄是身体淋巴过滤系统作用……由此可见我们身体做出的任何一个动作，都是整体系统共同协调的结果。

中医学的关注点在整体的联系性，而西医学的关注点在个体的特异性。因为两者的关注点不同，所以西医学对人体的认识立足于脏腑结构，讲究实验实证，而中医学的认识立足于脏腑功能，讲究整体协调。现代医学的优势是让我们清晰的认识个体器官，同时对每个器官内部的组织结构也能了如指掌，比如借助解剖手段认识心肺结构，借助显微镜认识心肺组织；而中医学的优势在于让我们认识个体器官之间的整体联系性，如《素问》中介绍的心肺功能整体性："人一呼，脉再动，一吸脉再动，呼吸定息，脉五动"。因此中医学与西医学本质上没有矛盾冲突，相反两者可以取长补短，互相融合。中医学的脏腑体系可以借鉴现代医学精细的解剖生理研究成果，逐渐将脏腑体系深化研究微观认识；西医学可以借助中医学宏观的整体思维，探寻各系统之间的生理关系。这样既能保持各自的优势，又可以弥补本身的不足，这才是中西医能融合为生命科学的正确道路。

二、脏气与天地

脏腑体系立足于生理系统的整体协调状态，而人体的生理状态与外界环境息息相关。天地间有风雨寒暑，人有七情六欲，在不同的环境状态下脏腑整体表现出的状态也不同。基于天人合一的理念，《黄帝内经》时代的上古圣人居高临下的开始认识人体脏腑体系，也就是以天地环境为准则，认识人体的气机变化，这在中医学中称为"脏气"。脏气法天法地法时空，天有四时阴阳，春生夏长秋收冬藏，地有四方五行，东温南热西燥北寒，人体的气机运化随时空变化相应的进行升降出入的调整，在特定的时空状态下有特定的脏气表现。《素问·生气通天论》说："天有四时五行，以生长收藏，以生寒暑燥湿风，人有五脏化五气，以生喜怒思忧恐。"人体随时空变化所做出的调整反应，最明显的表现就是汗与尿的变化，暑夏则汗出尿少，寒冬则尿多汗闭。《灵枢·五癃津液别》说："天暑衣厚则腠理开，故汗出……天寒则腠理闭……则为溺与气。"生理系统随环境变化做出的调整表现，是由构成系统整体性的内部脏腑之间的相互关系决定的。在某个特定的环境状态下，有些脏腑的功能会得到促进，而有些脏腑功能会被压制，脏腑之间便存在相对的主从关系，系统的整体表现顺应主要脏腑的表现。比如在寒冷环境下，人体的产热系统功能会加强，而散热系统功能会被抑制，生理系统呈现出一种产热状态；同样的现象还有失水状态下排尿系统功能会被压制。这就如同一个国家整体一样，社会内部有国家栋梁，也有民族败类，国泰民安的时局下，正义势力压制邪恶势力，国家政治表现出一派清明的景象。所以说虽然人体在特定环境下的表现是脏腑整体平衡的结果，但是构成生理系统的不同脏腑有各自的环境亲和力，比如人体内负责产热的脏腑与寒冷环境相亲，而负责散热的脏腑与温热环境相亲，这是人体与环境适应的结果，也是人体脏腑与环境的同频共振，因此人体内有五脏，与环境中的四时相亲，所谓"五脏应四时，各有收受"。《素问·六节藏象论》说："心者……通于夏气。肺者……通于秋气。肾者……通于冬气。肝者……通于春气。"《素问·太阴阳明论》说："脾者土也，治中央，常以四时长四脏，各十八日寄治，不得独主于时也。"一年四季中春生夏长秋收冬藏，人体脏腑中跟春时同频率的称为肝脏，跟夏时同频率的称为心脏，跟秋时同频率的称为肺脏，跟冬时同频率的称为肾脏，受四季变化影响比较小的脏腑称为脾脏。人体的五脏与四时相应，因此五脏的健康与病理也与之息息相关。《素问·四气调神大论》说："春三月，此为发陈。天地俱生，万物以荣，夜卧早起，广步于庭，被发缓形，以使志生，生而勿杀，予而勿夺，赏而勿罚，此春气之应，养生之道也。逆之则伤肝，夏为寒变，奉长者少。"《灵枢·顺气一日分为四时》说："脏独主其病者，是必以脏气之所不胜时者甚，以其所胜时者起也"。因为时空一体的特性，五脏也会受到不同的地域气候影响，与特定的地域相应，处于北半球的中原地带，东温南热西燥北寒，与四时春夏秋冬气候特点相应。《素问·金匮真言论》说："东方青色，入通于肝，开窍于目，藏精于肝。……南方赤色，入通于心，开窍于耳，藏精于心。……中央黄色，入通于脾，开窍于口，藏精于脾。……西方白色，入通于肺，开窍于鼻，藏精于肺。……北方黑色，入通于肾，开窍于二阴，藏精于肾。"《灵枢·九宫八风》说："是故太一入徙，立于中宫，乃朝八风，以占吉凶也。风从南方来，名曰大弱风，其伤人也，内舍于心，外在于脉，其气主为热。风从西南方来，名曰谋风，其伤人也，内舍于脾，外在于肌，其气主为弱。风从西方来，名曰刚风，其伤人也，内舍于肺，外在于皮肤，其气主为燥。风从西北方来，名曰折风，其伤人也，内舍于小肠，外在于手太阳脉，脉绝则泄，脉闭则结不通，善暴死。风从北方来，名曰大刚风，其伤人也，内舍于肾，外在于骨与肩背之膂筋，其气主为寒也。风从东北方来，名曰凶风，其伤人也，内舍于大肠，外在于两胁腋骨下及肢节。风从东方来，名曰婴儿风，其伤人也，内舍于肝，外在于筋纽，其气主为身湿。风从东南方来，名曰弱风，其伤人也，内舍于胃，外在肌肉，其气主体重。"

古代中国人以阴阳五行的思维方式来认识宇宙时空，可以说五行是传统中国人的世界观，也是一种方法论。五行中的木、火、土、金、水有其各自的特点，代表五种基本属性，没有固定的指代意义，共同构成五行系统的整体性。任何事物都可以用五行思维来认识，大而无外，小而无内。比如时间上一年中的五时变化可以分五行认识，春属木，夏属火，长夏属土，秋属金，冬属水，春夏秋冬都是同等级上的概念，时间上的一月一日变化都可以分为五行认识；以空间上的五方可以分五行认识，东方属木，南方属火，中央属土，西方属金，北方属水，东西南北中也都是同等级上的概念。

与时空变化有关的任何事物都可以分五行认识，人体脏腑与天地时空相应，因此脏腑也像时空一样被赋予五行属性。《素问·生气通天论》说："天有四时五行，以生长收藏，以生寒暑燥湿风，人有五脏化五气，以生喜怒悲忧恐。"将人体的脏腑分五行认识就是肝属木、心属火、脾属土、肺属金、肾属水，这也是代表相同等级上的相对关系。时间上"春属木"，空间上"东方属木"，人体脏腑上"肝属木"，通过五行中木的属性将肝脏和"春"和"东方"联系起来。五行成为人体与时空相应的衔接点，是对天人合一现象的总结，整个世界被统一归结于五行系统之下。但是人体和天地时空的等级关系和先后关系我们要分清楚，先有的人与天地的整体相应，"肝脏"和"春"和"东方"有相同的气机特点，才决定了它们五行属性的相同。然而很多人忽略了它们之间的等级差异，将"春"和"肝"两者画等号，机械化的等同认识，从现实来讲这也是荒谬的事。在北半球的中国，特殊的地理环境决定了春时与东方的气候特点相同，才造成了两者五行属性相同，如果放到南半球或者放到西欧，这种对应关系还能存在吗？这是要具体分析的。一年当中春天万物复苏，阳气升发，如果我们把春时与肝脏等同，落脚于某一组织结构上，那么到了春天人体只有属于肝脏的那部分组织结构升发，其他脏腑的组织结构就会按兵不动吗？显然是不可能的。反过来讲属于肝脏的那部分组织结构就只有升发的功能，没有收敛与收藏功能，只生不死吗？很显然这也是不可能，因此《黄帝内经》里并没有将二者等同，而是用"应"或"通"代表，所谓"同声相应，同气相求"。一年之中春天表现出升发之性，万物复苏欣欣向荣，这个时候人体内与春天相应的是所有脏腑协调共建的生理整体，推陈出新，祛腐生新，不是单纯某一脏腑组织的作用。而抛开时空因素单独看这个脏腑整体，构成整体的各脏腑结构分别具有不同的生理特点，在某一时空环境下，有脏腑与之同频共振，它的功能就会加快成为主导，然后带动促进其他的脏腑功能，脏腑整体表现就会与当下的时空特点相应，表现出"应"的意义来，是人体随时空环境变化的结果。说得通俗一点，就如同春时天气发出的信号，被我们身体的肝脏接收，肝脏开始发挥功能，然后带动其他的脏腑共同进步，身体整体表现出升发的特点，所谓"五脏应四时，各有收受"。这种现象就如同欧盟与轮值主席的概念，欧盟代表脏腑整体，而在不同时间点上的轮值主席不同，就如同五脏分主四时。因为肝脏与春时两者同样表现升发的特点，因此两者是一种相应的关系，五行中同属木，同样的我们可以理解，肝脏与东方相应，与晨时相应，与风相应，与酸味相应，与角音相应……

三、脏腑生成

从人体与时空环境相应的天人合一观念开始认识脏腑生理，有助于理解生理系统的整体性，但这对脏腑本身的结构和功能认识是模糊的，因此要想进一步认识脏腑生理，就要从脏腑的气机运化开始。与天地气机相同，人的气机运动总结起来有四种方向——升降出入，而这四种运动方向代表了人体与天地环境的内外合一。升降出入四个方向归根结底是两方面，一来一往，一升一降，也就是一阴一阳，阴阳是对人体生理系统认识的基本要素，因此对脏腑结构的认识中有了脏和腑的基本区别。《素问·五脏别论》说："五脏者，藏精气而不泻也，故满而不能实。六腑者，传化物而不藏，故实而不能满也。"以脏腑分化阴阳认识人体的生理系统，是根据脏腑的功能特点相对而言，脏主藏精，腑主泄浊，两者一出一入，共同完成人体的各项生理功能。如果脏腑内外出入循环障碍，精气不能内藏五脏，浊气不能排出六腑，病理就会产生，脏病多虚，腑病多实。脏者，藏也，腑者，府也。宝藏都是埋藏在土壤深层的，四周是土壤，因此五脏在结构上是内实外虚之象，比如心、肺、肝、胰、脾、肾等这些内部实体结构的器官，像埋藏宝藏一样潜藏精气。五脏负责与生存基础有关的功能，如血液循环、呼吸、消化吸收、免疫反应、内分泌等。正如《素问·五脏别论》所说"五脏者，所以藏精神、魂魄、气血者也"，所以五脏的特点是实而不满，满则外溢不能藏精气。府是办公居住所在，由有形的结构搭建成的空间为用，因此六腑在结构上是内虚外实之象，如胆、胃、大肠、小肠、膀胱等空心化结构的器官，主要作用是运化水谷精微化生营卫。所谓"六腑者，所以化水谷而行津液者也"，因此腑的特点是满而不实，实则壅滞不能传化。

《道德经》讲："凿户牖以为室，当其无，有室之用。故有之以为利，无之以为用。"老子的哲学理念里更强调无用之用，脏腑功能的正常很大程度上取决于六腑的强弱。传统中医学理论认为腑者有六，即"胆""胃""大肠""小肠""三焦""膀胱"，正如《素问·金匮真言论》提到"胆、胃、大肠、小肠、膀胱、三焦，六腑皆为阳"。《素问·五脏别论》说："夫胃大肠小肠三焦膀胱，此五者，天气之所生也，其气象天，故泻而不藏，此受五脏浊气，名曰传化之府，此不能久留，输泻者也。魄门亦为五脏使，水谷不得久藏。"六腑的主要作用与水谷精微的运化过程有关，正如《灵枢·本脏》说："六腑者，所以化水谷而行津液者也"。胃、大小肠是饮食水谷之道，气血生化之源，同时也是人体内代谢产物的主要排泄途径。"流水不腐，户枢不蠹"，肠腑的排空能力强，旧去新生，气血化生才不会壅滞，肠腑满则壅滞不运，水谷浊气不能下行而成腹胀、便秘，所以"欲得长生，肠中常清"。三焦膀胱是水道所行，三焦通畅则津液代谢正常，三焦膀胱壅滞不运则小便不利而成水湿癃闭，所谓"上焦不治则水泛高原，中焦不治则水留中脘，下焦不治则水乱二便"。饮食入口经食道进入胃中开始消化分解的过程，由此分道而行，谷气精微经小肠吸收入肝心，行血脉为营气来源，糟粕随肠道蠕动下行大肠后排出为大便。水精进入镶嵌在胃肠道中的三焦网膜系统中，精气上归于肺，通调水道，浊气随呼吸肃降下渗膀胱排出为小便。六腑是人体内水谷运化的代谢道路，水谷各行其道，并行不悖，都依赖胆腑通降的原动力。在现代医学的认识中，肝脏分泌胆汁由胆囊节律性排泄，可以保持胃肠道的节律性蠕动，如果胆腑壅滞则水道与谷道通行无力，浊气在上而生膜胀，因此六腑以通为用，以降为和，实而不满，六腑清净则气血化生有源，时时常新，五脏才能藏精，所以说六腑对脏腑功能的正常维持至关重要。

有人认为在六腑之外应当还有一腑主管传化——玄府。《素问·水热穴论》说："所谓玄府者，汗空也。"汗孔最主要的功能就是排汗，通过排汗将多余的水分、热量和代谢产物排出体外，可以调节体温、维持体液中的电解质平衡，从而对人体内环境的稳定维持起到至关重要的作用，因此又有"七腑"之说。严格意义上来讲，汗孔不能称之为腑，只能定义为"关口"或者"窍"，因为它的功能和魄门等结构一样，只是人体排泄代谢产物的一个出口，只有传的作用，没有化的功能，像大肠和魄门的关系一样，玄府可以看作三焦网膜结构在人体细枝末节处的延伸。

六腑主分清别浊，清气上承五脏化生气血，浊气下传阴窍排出人体，正如大浪淘沙，留下的才是真金，此六腑传导糟粕化生精气，故而又被称为传化之腑。传化之腑作为水谷精微的运化之所在，开口于毛孔、魄门等结构与外界环境直接接触，属于生理结构中的最外层，因此传化之腑是人体与外界环境往来的门户。作为门户一定要能开能阖能出能入，开则代谢糟粕得以从正道而出，阖则水谷精微得以从正道而入，因此六腑作为门户的枢机作用至关重要，一旦壅滞则病理丛生，所以传化之腑的特点必然是"泄而不藏""不能久留，疏泻者也"。跟传化之腑传导水谷不同，有的腑可以传化精、血、津、液等水谷精华，比如脉能行营血，"壅遏营气，令无所避"，故被称之为奇恒之腑。《素问·五脏别论》说："脑、髓、骨、脉、胆、女子胞，此六者，地气之所生也，皆藏于阴而象于地，故藏而不泻，名曰奇恒之腑。"奇恒之腑是介于脏腑之间的一种认识，脑、髓、骨、脉、胆以及女子胞六者都具有内虚外实的结构特点，生理功能同样是通而不滞，因而名之曰腑。然而与传化之腑泻而不藏的功能特点不同，奇恒之腑因为不与水谷直接接触，处于相对密闭的组织结构中，属于生理结构的深层，功能特点是藏而不泻，与五脏相似，所以奇恒之腑似脏非脏，似腑非腑。关于奇恒的意义，我们可以从两个角度去理解，一者理解为奇（qí），奇者，异也，恒者，常也，奇恒分别代表病理之中的常与变。正如《太乙版黄帝内经·太玄·辰丁》曰："奇者，四时八风之气，变化不可度而可察之也。恒者，客胜入腑，而邪传归胆脑髓脉胞骨六恒也。"奇恒之腑代表不同于平常的脏腑。奇恒之腑的不同之处就在于我们对奇恒的第二种理解，奇（jī）者，单数也，与偶相对，因为生理系统中的脏腑都是阴阳相合成双成对的，只有奇恒之腑是孤腑，没有所合，这是奇恒之腑的不同之处。

按照我们对生理系统金字塔模型的认识，脏腑数量越少，代表脏腑所处的系统等级越高，就如同国家机构一样，基层岗位多如牛毛，而高层岗位凤毛麟角，等级逐渐升高，数量逐渐减少。所以奇恒之腑代表生理系统中的最高等级，脏腑结构当中的最深层，因而奇恒之腑的特点是藏而不泄，奇恒之腑的功能与五脏功能有重合之处，如心主血脉、肾主骨生髓等。

在传化之腑与奇恒之腑中，胆均位列一席，可见胆在腑中的重要性首屈一指。现代医学认为，肝脏分泌胆汁，经胆囊排泄到小肠中，帮助肠胃运化，胆囊有规律的收缩排泄胆汁，使胃肠道有规律的蠕动，传化之腑得以通降下行，另外血液中的毒素和代谢产物通过肝脏分解，胆囊是主要的排泄渠道。胆腑一边沟通奇恒之腑中的血脉，一边沟通传化之腑的胃肠，是人体生理结构的中转站。《灵枢·本输》说："胆者，中精之府。"胆进可以助五脏藏精化气，退可以助六腑运化水谷，故"凡此十一脏取决于胆也"。

四、脏器有形

脏和腑是从脏腑的结构特点上来认识的，而传化之腑和奇恒之腑则是从脏腑的功能特点上来认识的，两者认识角度有别。传化之腑属于人体生理结构的最外层，而奇恒之腑属于生理结构的最深层，从生理结构上的内外相对认识，这就

产生了外为阳内为阴的脏腑区别。属脏者为藏精之所，负责
与生存有关的基本功能，因此结构特点为内实外虚，是像肝
脏一样具有实体结构的脏腑；属腑者为传化之能，负责水谷
精微气血营卫的运化，结构特点为内虚外实，是像胃一样
空心化结构的脏腑。而脏和腑的结构特点不同，只有从宏观
上观察才有意义，从微观的角度观察，脏腑的结构特点都是
一样的，都是有出有入，有藏有泻，有虚有实。脏虽然是实
体结构，但是构成脏的内部组织是中空的，腑虽然是中空结
构，构成六腑空间的侧壁是实质结构，比如肝脏其内部由血
管淋巴管等各种中空心管道交通而成，而胃的侧壁本身是实
质结构构成的。所以说从结构上的虚实来分脏腑，只在宏观
上存在意义，从微观上来看所有脏腑在结构上没有任何差
异，都是腑中有脏，脏中有腑，因此在《素问·灵兰秘典
论》中统称十二脏，与经脉中的十二正经相属，所谓"十二
脏之贵贱相使何如"。而在一些道教经典的认识中，将人体所
有的脏统称为"府"。《洞神经》说："六府者，谓肺为玉堂宫
尚书府，心为绛宫元阳府，肝为清泠宫兰台府，胆为紫薇宫
无极府，肾为幽昌宫太和府，脾为中黄宫太素府，异于常六
府也。"

这里的脏腑说法不同于以脏腑分阴阳的相对认识，是基
于有无相生的形神观念，十二脏都是人体内的有形结构，而
这些结构表现出来的功能就是它的神气体现，形神相合是构
成生命的两大要素，称脏为腑，是因为有形结构是无形神明

之所舍。十二脏又称十二官，这就牵扯到了"器官"的概念，虽然"器官"这个词现在被用作英文"organ"的汉译而广为人知，代表的也是现代生理解剖对人体各组织结构的认识，但是用"器"和"官"两个字来指示人体结构，最开始还是来源于中医学对人体生理系统的认识。如《素问·六节藏象论》说："脾、胃、大肠、小肠、三焦、膀胱者，仓廪之本，营之居也，名曰器，能化糟粕，转味而入出者也。"这里提出了"器"的概念。在《素问·灵兰秘典论》中将人体各脏腑功能类比于朝廷中的官职，赋予了"官"的意义，"心者，君主之官也，神明出焉。肺者，相傅之官，治节出焉。肝者，将军之官，谋虑出焉。胆者，中正之官，决断出焉。膻中者，臣使之官，喜乐出焉。脾胃者，仓廪之官，五味出焉。大肠者，传导之官，变化出焉。小肠者，受盛之官，化物出焉。肾者，作强之官，伎巧出焉。三焦者，决渎之官，水道出焉。膀胱者，州都之官，津液藏焉，气化则能出矣。凡此十二官者，不得相失也"。这里的"器"和"官"，代表的都是人体各种生理功能的具体承担者，是人体生理系统中最基本的功能单位。

以十二脏中的贵和贱来分阴阳认识，就有了脏和腑的相对区别，脏分六阴肝心脾肺肾膻中，腑有六阳胆胃大小肠膀胱三焦，脏腑两两相合，阴阳协调，共同完成各项生理活动，那么脏腑的贵贱是如何体现出来的呢？以常理而言，越贵重的东西越会容易激起人的保护欲望，会被收藏得越隐蔽，人体的生理结构理同于此，越重要的脏腑会被隐藏的越深，保护的越安全。所以对脏腑贵贱分别认识的区分标准就在于脏腑功能的重要性上，以脏腑功能重要者为贵，这个我们通过对比脏腑的保护结构可以分析出来。脑髓深居颅腔内，有封闭颅骨及软硬脑膜的双保险保护，是安全系数最高的脏腑，因此居于颅腔内的脑髓是人体最重要的脏腑；相对而言心肺居胸中，有肋弓和肌肉相合形成的胸腔保护，封闭性上比颅骨要差一些，所以心肺功能的重要性比脑髓功能要略低一等；至于腹腔内的胃肠等脏腑，没有骨性结构的保护，只依靠肌肉腹膜等软组织保护，重要性上相对而言又比心肺低一等。通过它们所负责功能的分析也可以理解其重要性的相对轻重，腹腔内的肝胆胰胃肠等脏腑是水谷初步运化的主要承担者，胸腔内的心肺等脏腑是水谷精微转输的主要执行者，而颅腔内的脑是维持生理系统整体运化的操控者，其重要性自然不言而喻，颅腔、胸腔和腹腔的位置结构差异，反映的是脏腑功能的重要性差异，也是对人体内脏腑贵贱的相对认识。

　　得益于解剖学的发展，我们可以把每个器官单独分离出来直观认识，而古人没有这么清晰的解剖生理学，很多时候只能通过"黑箱原理"司外揣内来认识人体结构。但是在上古医学时代，先哲对人体生理结构的认识还是很精细的，如《九常记》中介绍"心者，与脑为一，其器五"，表明心脏内包含五器，"小肠者，七器之名也"，表示小肠腑内有七器。人身之内脏腑十二官，共有五十七器："心脑脾胃肝则五，小肠有七，肾肺大肠六。三牝共胞，膀胱臆一，胆膈孤立。五十有七器，器各专功，其用不穷也。"可见"脏"和"器"在概念上还是有着严格区别的，每个脏的功能由多个器的功能共同维持，两者之间存在一种系统等级差异，从概念上来说，人体生理以脏腑言之更强调功能，以脏器言之更强调结构。

中医学的脏腑体系与现代医学的解剖生理虽然都是立足于人体生理结构，但两者认识角度截然不同，解剖学上以形态结构上的差异来分别器官，而脏腑体系以功能差异来划分脏腑。器官和脏腑的认识有重合之处，但是不能完全等同。每个器官的功能都可以从两方面来认识——内调节和外调节，就像每个星球的运转分为自转和公转一样，比如胰腺功能分为两方面，一方面由外分泌腺分泌胰液，促进肠道内饮食的消化，另一方面由内分泌腺分泌各种激素，参与血液中血糖调节，内外两方面的调节功能就如同中医学里脏腑的相对认识。中医学的脏腑概念首先基于对某项功能的认识，比如脾主运化是对脾脏功能特点的总结，而脾在结构上可能包含肝、胃以及胰等多个器官的局部组织。因此对中医学的脏腑认识不能与现代医学的器官对号入座，并以此来抨击中医的科学性，如果我们用中医脏腑体系的概念来认识"心主神明"和"脾主运化"，没有逻辑上的错误，但是如果我们理解成"Heart 主神明""Spleen 主运化"，那就真的是贻笑大方了。

五、生命之门（上）

　　脏气、脏腑、脏器三者从不同的角度认识人体生理，脏气言天人相合，脏腑言功能运化，脏器言生理结构，侧重各不相同，同时也代表生理系统不同的结构层次。人体系统是由多层次结构构成的整体，脏器构成脏腑，脏腑构成人体。随天地环境变化表现出脏气的五行属性，正如现代生理学中细胞构成组织、组织构成器官、器官形成系统、系统构成人体，人体对环境刺激做出反应的认识一样。如果把人体比作一个国家，脏腑就如同国家机构，而脏器就是构成这些机构里的不同部门，各脏器之间存在着空间上的界限，承担不同的职责，但是因为功能上的互相联系不能严格区分。正如胰腺在现代医学的认识中是一个独立个体，被划归到内分泌系统中，但是胰腺还承担着很多消化系统的功能。

　　在所有的脏腑结构中，心和脑为重中之重，因为心脏有规律的脉动为所有的脏腑组织供血，而脑是神经中枢对全身脏腑组织进行调控，两者都能掌控全身，像君主一样管控着整个国家，因此两者统归于中医学五脏中"心"的概念之下，为君主之官，神明出焉。脑是人体内所有器官的总指挥所，在所有器官中的作用至关重要，现代医学对脑的生理结构认识比较清晰，脑与脊椎相连，共同被划分到中枢神经系统中，其中脑是高级中枢，脊髓是低级中枢，认为脊髓是脑髓的延伸。而《素问·五脏生成》说："诸髓者皆属于脑。"《灵枢·海

147

论》说："脑为髓之海。"脑如同大海一样，是河流汇聚之处，又如众星拱月，而髓为河道，其流动方向必然是百川东到海，由髓向脑，这与现代医学的认识并不冲突，因为高级中枢建立在低级中枢的基础之上。因此《医学衷中参西录》说："脑为髓海，所谓海者乃聚髓处，非生髓之处。究其本源，实由肾中真阴真阳之气，酝酿化合而成，至精至贵之液体缘督脉上升而贯注于脑。"《华洋藏象约纂》说："内肾为脑之原，脊髓为脑之本。"

脑功能的正常与否对生理系统的正常起着决定性作用。因而脑对能量的需求量大且相当严格，其中脑部所需的血流量占心脏搏出量的 1/5，而它的氧耗量则占全身总耗氧量的 1/4，由此可见它在脏腑中的地位。维持脑功能所需的能量由血液循环系统供应，人体内动脉血液中富含大量的氧气和葡萄糖，在心脏的规律性搏动作用下为大脑提供能量，那么是不是往大脑运输的血液越多，脑组织的供血就会越好呢？现实中并非如此，如果是这样的话，人体在倒立的时候大量血液充盈脑组织，按理说脑组织的供血情况会变好，脑部会感觉轻松，但是恰恰相反，这时候人会产生头昏脑涨的感觉。由此可见，脑部的能量供应来自于循环系统不假，但是对大脑的供血量并不是越多越好，因为在血液与脑脊液之间、脑脊液与脑之间存在着机械性与渗透性屏障，分别称为血液－脑脊液屏障和脑脊液－脑屏障，用以保证对大脑能量供应的纯洁性。血液中的营养物质终归要渗透入脑脊液中，才能被脑组织吸收利用，所以决定脑部能量供应的关键不是供血量的多少，而是水量多寡，也就是脑脊液。

脑髓和脊髓生存于脑脊液环境中，受到脑脊液的滋养，这在中医的认识中属于液的作用。《灵枢·决气》篇中说："谷入气满，淖泽注于骨，骨属屈伸、泄泽，补益脑髓，皮肤润泽，是谓液。"现代医学认为脑脊液产生于脑室内脉络丛，脑脊液循环经历侧脑室及第三、四脑室，再由脑室蔓延至蛛网膜下腔，在腰部形成腰大池，这是西医做腰穿引流解决颅内高压的常用部位，而在脑部循环系统中有导静脉和板障静脉穿行于脑膜内外，让脑脊液汇入体循环。如果按照中医学脑为髓海的认识分析，我们猜测脑脊液的形成流动方向应该也是从脊椎沿着督脉上行脑部。液代表人体内比较深层的津液，最终来源于水谷精微所化，水谷精微经过脾胃运化以后充骨化生肾精，骨气充满补益脑髓。《灵枢·经脉》："人始生，先成精，精成而脑髓生。"腰大池不是脑脊液下流而成，而是肾精充养脑髓之处，也就是后天水谷精微化源脑脊液精髓之处，如同脊髓河流之源头，肾精由此处沿着督脉上行补益脑髓，好比髓河汇聚脑海。朱沛文在《华洋藏象约纂》中说："洋医偏重于脑，谓脊髓为脑之余，是逐末忘本也，我华医特重乎肾，谓脊髓为脑之本，乃穷源竟委也。何则？诚使脊髓为脑之余，则脑果发源于何处耶？岂至宝至重之脑，竟无发源之处，有是理耶？且脊髓既为脑之余，则脊髓或贯至颈骨，或贯至脊骨，半途而止矣，或贯至尾骶骨之尽处而后止矣。乃不止于颈脊之半途，亦不止于骶骨之末路，而适止于肾间白筋之处，可知脑髓生于肾也。如果木然，两肾象果核之开坼也，肾间白筋，象树根也，脊髓象树株也，肾以下脑气筋，象小蔃分匜于下也，肾以上之脑气筋，象枝叶敷荣于上，小脑、大脑者，象开花结实也。肾中有管窍，以行水运液，如泥土培植于下也。脑旁脉管之滋养，脑底水房之浸润如雨露灌溉于上也。"

脑髓是所有脏腑的核心，虽然至关重要，但仍属于后天形成，如同植物的果实，而生成脑髓之处在内肾，才是先天的化育，如同植物的根茎。这在道教《内经图》（图8-1）中有体现，内肾并非指代脏腑，而是代表人的生命之源，又称命门。《难经·三十九难》说："命门者，诸精神之所舍也。男子以藏精，女子以系胞，其气与肾通。"

六、生命之门（下）

从后天运化的角度认识，人体内所有的脏腑结构都统一在三焦结构之下，三焦内入脏腑，外出腠理，是一腔之大腑，像气球一样包裹五脏六腑。既然三焦是一个像气球一样的囊状结构，那么三焦必然会像吹气球一样从一个根源发起，这个根被称为焦原。至于焦原之所在，最普遍的认识是在两肾之间的命门处，附于脊上。正如《难经·六十六难》曰："脐下肾间动气者，人之生命也，十二经之根本也，故名曰原。

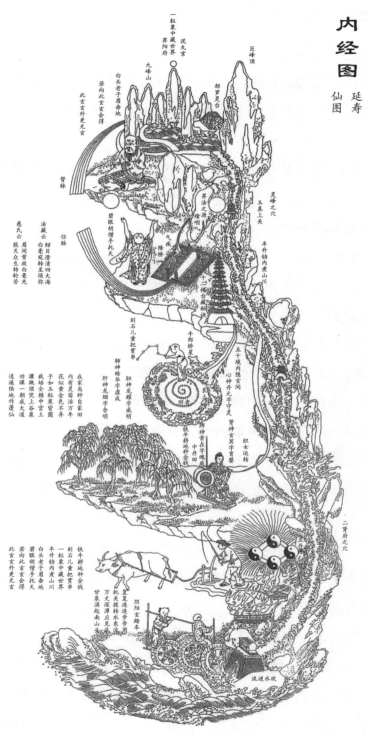

图 8-1 内经图

151

三焦者，原气之别使也，主通行三气，经历于五脏六腑。"

三焦之根出于肾中，两肾之间，有油膜一条，贯于脊骨，名曰命门，是为焦原。

肾中有油膜一条，贯于脊骨，是为肾系……两肾属水，中间肾系属火，即命门也，命门为三焦膜油发源之所，故命门相火布于三焦。

肾靠脊而生，有膏油遮掩，附肾有薄膜包裹，西医名肾衣，此衣发于肾系，为三焦之源也。(唐容川的《中西汇通医经精义》)

从先天生成的角度认识，人的生命由父精母血相合而始，正所谓"两神相搏，合而成形，常先身生，是为精"，精血合形依附于母体子宫中发育，随即形成胚胎，结成脐络，以代口之用，从母体中汲取营养，在此基础上发育五脏六腑四肢百骸。脐为先天，因此在人体出生以后脱落，五脏六腑的发育是为后天，维持后天生命的存在，在先后天的转换过程中有一媒介具体负责，这就是人的命门。从逻辑顺序上来看，胎衣、脐带、命门是同时产生的，在五脏六腑的发育之前，同为先天。正如《医学原始·命门图说考》说："脐与命门，生于百体之先，故命门对脐中。""人之始生，先脐与命门，故命门为十二经脉之主。"

"命门"出现在《黄帝内经》中的时候指的并不是脐下肾间动气，而是指的两目。《灵枢·根结》中讲："太阳根于至阴，结于命门。命门者，目也。"因为眼睛是心灵的窗户，是神气出入之所在，生命活力的盛衰可以通过两目神气表现出来，因此将两目称为"命门"，意为人生命力表现的门户。《灵枢·大惑论》说："五脏六腑之精气，皆上注于目而为之精……目者，五脏六腑之精也，营卫魂魄之所常营也，神气之所生也。"后来"命门"的指代意义发生实质的变化，源于经穴当中的命门穴，命门穴是后背正中督脉上的第四个穴位，在十四椎下，正居两肾俞之间，与《难经》中"脐下肾间动气"的含义类同，于是后来便以"命门"代替《难经》中"原"的含义，指代脐下肾间动气。明代孙一奎在《医旨绪余》中认为："命门乃两肾中间之动气。"赵献可《医贯》说："命门在人身之中，对脐附脊骨，自上数下，则为十四椎；自下数上，则为七椎。《素问·刺禁论》曰：'七节之旁，中有小心'……各开一寸五分，中间为命门所居之宫……"当然还有其他医家对命门所在持不同意见，如《难经》认为右肾为命门，"肾两者，非皆肾也，其左者为肾，右者为命门"；张景岳在《类经附翼》认为两肾皆称命门，"命门总主乎两肾，而两肾皆属于命门"；陈修园在《医学实在易》中认为命门为人之生殖器，男为精宫，女为产户，"凡称之曰门皆指出入处而言也。况身形未生之初，父母交会之际，男子施由此门出，女子受由此门入。乃胎元既定，复由此门而生。……重之曰命门也"；朱沛文在《华洋藏象约纂》中认为命门在人之会阴穴，"丹书云，不在心肾，而在元官，释家所谓总持门，位当会阴穴之里，乃坎离交济之乡，任督接脉之地，即所谓命门也"。总而言之，用命门来代表两肾间动气，是大部分医家的共识，因此说命门为三焦之源，生命之始。正如李时珍所言："三焦者，原气之别使也，命门者，三焦之本源，盖原一委也。""命门为相火之原，天地之始。三焦为相火之用，分布命门原气，主升降出入，游行天地之间，总领五脏六腑，营卫经络，内外上下左右之气。"

这里我们要把概念理清楚，三焦之源在"脐下肾间动气"，是人体生命之源所在，脑髓归根之处。《难经·八难》说："诸十二经脉者，皆系于生气之原。所谓生气之原者，谓十二经之根本也，谓肾间动气也。此五脏六腑之本，十二经脉之根，呼吸之门，三焦之源。一名守邪之神。故气者，人之根本也，根绝则茎叶枯矣。寸口脉平而死者，生气独绝于内也。"这是事情的本质，而"脐下肾间动气"又被称为"命门"，故而称三焦之源在"命门"，是名相之间的对应。然而历代医家对"命门"所在认识不一，或在右肾，或在胞宫，或在会阴，我们不能对号入座，理所应当的认为三焦之源在胞宫在会阴，那就大错特错了。三焦之源在"脐下肾间动气"，"原""命门""肾系""肾堂"只是不同的称谓。对于"脐下肾间动气"一定在十四椎下的"命门穴"处是有待考证的，不能下定论。从体表的经穴分布来看，三焦之募穴石门穴在肚脐下二寸，而石门别名又称命门，代表三焦之根起于命门。三焦俞穴在膀胱经上，左右各一，中间就是悬枢穴，而悬枢在第一腰椎脊突下，命门穴上一个脊椎节，从穴名上认识，悬者，悬挂也，枢者，枢纽也，三焦如同网兜一样囊括腹部所有脏腑，统一在三焦根部悬挂于脊柱上，悬挂的这个点就是悬枢。三焦之气从石门入，从三焦俞而出，表示三焦根原在两者之间。从解剖结构上看，腹主动脉在下行到第一腰椎之后分化出腹腔干，左侧肾门平第一腰椎，右侧肾门平第二腰椎；肠系膜以及腹膜根部附着于第一至三腰椎上；而中枢神经从大脑脊髓一路延伸下去之后，最后在第一胸椎脊突下分散形成神经马尾，第一二腰椎对脏腑功能的意义最大，因此命门应该不是一个点，而是一个区域，正如《难经》所言"脐下肾间"。而《云笈七签》中阐释《黄庭经》，认为命门在人黄庭中，在脐内三寸后，"自脐后三寸，皆号黄庭命门"，我们可以理解为"从脐后三寸开始的区域，都是命门所在"。这里说的肚脐与命门前后相对，指的一定不是命门穴，因为肚脐正对第四腰椎下的腰阳关，并不正对第二腰椎下的命门穴，所以说三焦根起于命门，不单单指的命门穴，而是指的"脐内肾间"的区域，命门穴是这个区域功能的总结。

正确的认识脏腑体系，以传统中医学的思维认识有形的人体结构，是对中医学的传承和发展，是融合中西医形成人体生命科学的必经之路。

第9章　心神魂魄同根蒂，十月造化育胎元

一、神气含心

在道教上清派的经典论述中，将人体脏腑功能表现出的神气设想成一个假想神明，就像人一样有名有姓有字，有他的职责，居住在相应的脏腑结构中。人体生理中的脏腑各部各有其形，各有其神。正如《黄庭内景经》所言："至道不烦决存真，泥九百节皆有神。发神苍华字太元，脑神精根字泥丸。眼神明上字英玄，鼻神玉垄字灵坚。耳神空闲字幽田，舌神通命字正伦。齿神嵋锋字罗千，一面之神宗泥丸。""心神丹元字守灵，肺神皓华字虚成，肝神龙烟字含明，翳郁道烟主浊清。肾神玄冥字育婴，脾神常在字魂停，胆神龙曜字威明。"在《上清大洞真经》中存想人身中有三十九神，各自有其名姓，在人身体中各有所行运部位，正以"右白元尊神"为例。"谨请右白元洞阳君郁灵标，字玄夷绝，常守兆右腋之下，肺之后户死炁之门，使右腋之下常有金光，引神明入六炁之宫，七祖父母，反胎帝一，身登玉房。""次思金光

从兆泥丸中入，兆乃口吸神云，咽津三过，结作三神，一神状如秀士，红锦袍，玉束带，二神侍立，下入左乳，穿绛官，入右膀胱，却入左膀胱，上穿绛宫，入右乳内，过肺之后户，顺时吐息。"我们抛开神仙主义的神秘色彩，对道经里神明的表述客观的进行分析，未尝不是古人对人体结构和功能认识的另外一种表达方式。神明之所在就是脏腑功能的体现，脏腑有形，代表脏腑本身的结构正常，脏腑有神，代表本脏腑的功能正常，形神相合代表人体在结构和功能上的双重统一。

　　作为一个完整的生命个体来讲，人体内只是有形脏腑结构正常，各脏腑神明相应表现，是远远不够的。各脏腑神明还要有统一指挥，就如同国家机构一样，各脏腑之神就像各地方政府，如果没有中央政府的统一指挥，就不能构成一个国家。这在古代封建社会称之为君臣关系，在人体内各脏腑之神就如同臣子，而心为君主之官，神明出焉，各脏腑之臣神要受到心君的统一管理，就是《灵枢·天年》在介绍生命形成时所言："神气舍心，魂魄毕具，乃成为人"。许多患有精神疾病的人，各脏腑之神是没问题的，出问题的就是这个"心"，主神明之"心"在道经中被称为"太一帝君"，张景岳《类经》注道："人之脑为髓海，是谓上丹田，太一帝君所居。"《太上老君内观经》讲："太一帝君在头曰泥丸君，总众神也。照生识神，人之魂也。司命处心，纳生元也。无英居左，制三魂也。白元居右，拘七魄也。桃孩住脐，深精根也。

照诸百节，生百神也。所以周身，神不空也。元炁入鼻，灌泥丸也。所以神明，形固安也。"所谓"太一"，即一身之祖宫，如皇帝一般位居至尊无尚之所，万神总会之都，在人体内指头脑，故而称头为诸阳之会。各宫神君如同臣子，上下内外左右互用而相应，朝会太一，均在泥丸神君统一协调下发挥整体神明之德。因此在道教上清派修身法中有"存思法"，设想人身中诸神在泥丸宫太一帝君的统领之下，各安其位，各司其职，如同国家在明君领导下，各级官员各在其位谋其政，国家才会昌盛。无形的脏腑之神能协调共济，人体内有形的脏腑运化必然井然有序。这体现在中医学的祝由科中，即通过各种方法调节人之神明，无形的神明恢复正常，有形的脏腑功能会相应的恢复正常，与西方的音乐疗法、心理疗法调节身心健康异曲同工之妙。

中医学的心神认识可以与现代生理学的认识互相参考。我们身体内有些生命活动是不受思维意识控制的，比如膝跳反射、心跳、肠蠕动等。而有些生命活动是受到人的思维意识所控制的，比如走路、扭头、手拿东西等，因此现代生理学将传出神经分为"自主神经"和"运动神经"两类，类比认识，由自主神经控制而不受思维意识直接控制的生命活动便属于"神"，而受思维意识控制的生命活动便是"心"，为什么会产生这样的区别对待呢？心君日理万机，不可能事无巨细什么事都要过问，因此在某些方面心君就要放权，放权不是放弃，是为了提高工作效率而进行的间接管理。人体内有些脏腑功能是生存的基础条件，像呼吸、心跳、消化吸收和应激反应等功能直接关系到生命安全，对生命的健康产生重大意义，是生存必需品，因此这些功能就会被心君放权，变成自主调节的常态化功能。设想一下如果每次心跳每次呼吸都要向大脑汇报，那我们的生命效率就都浪费在这上面了，当脏腑功能的自主调节异常时才会引起心君的注意，利用脏腑系统的整体关系去调节，因此脏腑神明表现出常者不可见病者可见的特点。事实上我们身体所有的脏腑都有"心""神"两方面的调节作用，"心"和"神"就如同国家的中央和地方，地方有一定的自主性，但又时时受到来自中央的监控，两者始终保持同一个整体性，心神合一，生命结构才是完整的。心神合一代表神气舍心统一管理的整体状态，就是人体的太极，在这个基础上分化阴阳认识就产生了魂魄，所以魂魄毕具在神气舍心之后。

二、魂魄毕具

神气舍心构成生命整体的神明之德，反映的是生理系统中整体和局部的关系，因为人体生理运化分阴阳两种状态，以气化功能为载体的心神也有阴阳双重性表现，分别命名为"魂"和"魄"。《人身通考·神》中说："神者，阴阳合德之灵也。惟神之义有二，分言之，则阳神曰魂，阴神曰魄。"葛洪在《抱朴子》中说："人无贤愚，皆知己身有魂魄，魂魄分去则人病，尽去则人死。"我们常用"魂飞魄散"来形容一个人的死亡，分析飞和散两个字的区别就能体会到魂魄的不同。像鸟儿一样由陆地腾空上升到天上叫飞，或者像青烟一样袅袅上升这也叫飞，从繁体字"飛"的字型上看，首先得有一个身体"乙"，然后再要有两个小翅膀"<"，最后里面要有一个上升的"升"字，在两只小翅膀的带动下，身体跟着上升，这就叫飞。人死亡的时候魂是飞走的，就跟漫画里有个小人从身体里跑出来一样，民间的说法是魂让黑白无常给勾走了，所以人们才会相信有"掉魂"或者"叫魂"的说法。那人活着就是有魂，"魂"像小鸟一样寄存于人的形体上，没有飞走，这个现象用一个词理解就是下凡，我们活人都是神仙下凡，死后飞走，或者按西方基督教的思想，我们都是长着翅膀的天使下凡，死后又变成天使。人死而魂飞，说明在古人的认识中魂像小鸟一样来去无常，与魂飞对应的是魄散，人死的时候魄是散掉的。从"散"（图9-1）字的甲骨文字形分析，"散"表示的是人用手拿着一支木枝把草丛分开，代表的意义是分解，一分为二，二分为四，四分为八，变化成千万，这叫散，如曲终人散。散的反义词是"聚"，"聚"（图9-2）字的甲骨文字表达有两部分，下部分站着三个人代表吃瓜群众，上部分右边是一只手，左边部分是个"巨"字（因此巨聚同音），代表一个人手拿工具，也可能是个法器，把群众召集过来，这是一种聚集的象。人死而魄散，这说明在古人的认识中魄就是一种聚集能量场，人死之后这种聚集场会像烟

雾一样散失。魂魄生人的过程就像神仙下凡，将凡人聚集起来完成一件大事一样，这件大事就是人的生命。

图 9-1　散字的甲骨文　　　图 9-2　聚字的甲骨文

所谓"魂魄毕具，乃成为人"，代表魂来入身，聚集精气形成魄，完成人体各项生命活动，就如同"心"和"神"的指代意义。从这个角度上讲，魂和魄是上下等级关系，一个是决策者，一个是执行者，因此在人体内控制无形的思想、意识、情绪、情感、智慧的神谓魂；控制有形的身体知觉、饥渴、需要、冷暖、排泄等诸多本能的神谓魄。正如孔颖达在《左传》中疏："魂魄，神灵之名，本从形气而有；形气既殊，魂魄各异。附形之灵为魄，附气之神为魂也。附形之灵者，谓初生之时，耳目心识、手足运动、啼呼为声，此则魄之灵也；附所气之神者，谓精神性识渐有所知，此则附气之神也。"也就是说魂魄虽然同为人身体的无形表现，魂主管人的精神灵魂，而魄主管人的肉体生理，这也就是《黄帝内经》说的"随神往来者谓之魂；并精而出入者谓之魄"。人在白天清醒的时候，因为要应对社会生活中的各种事物变化，需要思维、智慧、情感等方面的决策作用的支持，因此需要魂魄同时工作。到了夜晚睡着以后，人不需要应对社会生活方面的应酬，也就没有意识思维情感上的需要，因此不需要魂来工作，魂归于肝去休息，留下魄来单独工作，就像领导在白天布置好任务以后就下班了，留下执行人员在晚上加班加点的工作。如果睡着以后容易醒，中医称为神魂不安，这代表人睡着以后身体的状态不稳定，单纯靠魄的作用无法解决，需要不断请示上级领导来处理。

魂性阴而与营血合，魄性阳而与卫气随，在脏腑生理之中，肝藏血而肺主气，因而魂藏于肝而魄藏于肺。因为肺主气，调控自主呼吸和心率的节律性，进而调节人体所有脏腑的自主运化功能，与魄生理的意义相合。肝藏血，濡养精神，维持人的思维、智力、情感、意识的正常，又有肝主疏泄，情志心理上的变化会影响气机状态的稳定，故而肝与魂相亲，这是肝藏魂和肺藏魄意义的另外一种表达。

《九常记》说："天与（人）五德，曰神炁精魂魄。地与（人）五德，曰思、志、意、智、虑。"在《灵枢·本神》中有："天之在我者德也，地之在我者气也，德流气薄而生者也。故生之来谓之精，两精相搏谓之神，随神往来者谓之魂，并精而出入者谓之魄，所以任物者谓之心，心有所忆谓之意，意之所存谓之志，因志而存变谓之思，因思而远慕谓之虑，因虑而处物谓之智。"神性全而一，舍于心为整体太极，神分阴阳化为二，为魂与魄，魂魄无形，一为心理，一为生理，皆依附于有形脏腑，魂魄之后神明流散万千，在五脏则有五志七情，在各脏腑则有脏腑本神。神明所化之五志与五脏各有

162

所亲而藏于五脏。《九常记·天常·己甲》曰："肝之藏魂，心之藏神，脾之藏意，肺之藏魄，肾之藏志。五志者，五能也。""天之气通神，神明在心。故气交牝，心气荣跃。天之气通智，志智在肾。故气交媾，肾精气乃盈。地之气通营，营魂在肝。故气缴彻，肝气乃生。地之气通卫乎魄，魄气在肺。故气极调，肺氧乃王。天地之致和通于意，意虑在脾。故炁机和，脾荣乃昌。"在这里有两个概念要分清，脏腑本神与五脏所藏之五志神明不同。脏腑本神是其自身功能的表现，而五脏所藏之五志神明，是人体脏腑整体表现出神明的子系统。比如，脏腑本神相当于地方政府机关，而五脏所藏之五志是中央政府机关移驻地方，是北京市政府部门和中央人民政府部门的区别。魂魄意志等五志神明表现与人体的脏腑运化息息相关，脏腑运化正常则神明，运化失常则神昏，在不同的系统层次上有不同的神明表现与之相应，如人体最高之神主于心，心为君主之官，统领脏腑百神，是人体生理系统整体运化的表现。生理中有阴阳，因而神有魂魄；生理中有五脏，因而神有五德；生理中有脏腑若干，而心神下有身中万神统领。

三、三魂七魄的生理意义

在道家的认识中，人之魂有三，魄有七，各以其神名指代之，所谓"其爽灵、胎光、幽精三君，是三魂之神名也"。

《云笈七签》说："夫人身有三魂，一名胎光，太清阳和之气也；一名爽灵，阴气之变也；一名幽精，阴气之杂也。""夫三魂者。第一魂胎光，属之于天，常欲得人清净，欲与生人，延益寿算，绝秽乱之想，久居人身中，则生道备矣；第二魂爽灵，属之于五行，常欲人机谋万物，摇役百神，多生祸福灾衰刑害之事；第三魂幽精，属之于地，常欲人好色、嗜欲、秽乱昏暗、耽着睡眠。爽灵欲人生机，生机则心劳，心劳则役百神，役百神则气散，气散则太清一气不居，人将丧矣；幽精欲人合杂，合杂则厚于色欲，厚于色欲则精华竭，精华竭则名生黑簿鬼录，罪着，死将至矣。"按中医学和道教理论学说中对三魂的认识，胎光为元神，是先天之真性；爽灵是识神，是后天思考所用的思维心智；幽精主性趣趋向，包括心怡对象的形象、性取向、性癖等。三魂并非时常居住在身中，就像领导一样，不会时时刻刻盯在公司里，监视员工工作。"夫人身有三魂，谓之三命。一主命，一主财禄，一主灾衰；一常居本属宫宿，一居地府五岳中，一居水府。以本命之日，一魂归降，人身唯七魄常居不散。若至本命日，一魂归降，检行生人，与魄合察衰败壮健。若三魂循环不绝，则生人安稳无病。"领导定时下来做例行检查向上级做汇报，即"上诣本宫受事，送人善恶""言人善恶灾难非祸"，对于受检的行事人员来讲，是不希望被检查打小报告的，最好上面领导不要来检查，这样就可以为所欲为了，所以"魄者阴也，常欲得魂不归；魂若不归，魄即与鬼通连。魂欲人生，魄欲人死"。因此例行检查也是对下面行事人员的约束，使其不至于消极怠工或者胡作非为，"一年六旬，魂六度归身中，制御阴魄，令不与阴邪通好，百神交会，形体灾难不侵；若六旬不返，魄得其便，与阴鬼谋，人将亡矣"。

三魂之神虽然不是时刻在身，但是三魂在人体内是时刻发挥作用的，就如同领导本人虽然不在单位，但是有领导办公室的存在对行事人员就是一种无形的约束，这个办公室主要存在于人体的上丹田（泥丸）、中丹田（绛宫）及下丹田（关元）处。

人身有三元宫神，命门有玄关大君，及三魂之神，合有七神，皆在形中。

其三元宫所在，其上元宫，泥丸中也，其神赤子，字符先，一名帝卿；其中元宫，绛房中，心是也，其神真人，字子丹，一名光坚；其下元，丹田宫，脐下三寸是也，其神婴儿，字符阳子，一名谷玄。则魄浊下消，返善合形，上和三宫，与元合景一。

常居身中负责执事的是人的七魄，故曰："人身唯七魄常居不散"。关于七魄比较普及的认识来自道家，以魄神名字来定义七魄，同时对其魄的命名也有一定的取象性。《云笈七签》曰："其第一魄名尸狗，其第二魄名伏矢，其第三魄名雀阴，其第四魄名吞贼，其第五魄名非毒，其第六魄名除秽，其第七魄名臭肺。此皆七魄之名也，身中之浊鬼也。"尸狗，魄的作用就是人体像狗一样睡着以后还会有警觉性；吞贼，魄就像军队一样可以消灭入侵者；除秽，就是去除我们身体之中新陈代谢的废物；伏矢，可以让人体像张弓一样蓄满能量；臭肺，是对人体自主调节作用的维持，比如呼吸、心率；雀阴，是对人体性能力的调整恢复作用；非毒，可以防止人体内有害物质的聚集。七魄的作用与人体基本的生存功能有关，都是人体至关重要的生理活动，在西医生理学中也能找到相应的生理系统。七魄可以参考印度瑜伽和藏传佛教中的"七轮"理解，是人体结构从胯下会阴穴到头顶中脉之上的七个能量场，因而佛教的佛塔一般都为七层，以象人身之七轮。"轮"的英文为"chakra"，意为"能量，能量场"，代表人体内几个重要的能量中心。由下而上分别为根轮位于我们脊柱的底端会阴穴处，主管精神与肉体的联系；腹轮位于肚脐下关元穴处，主管情欲；脐轮在肚脐内，主管人的生命力；心轮位于胸部中心，主管人的情感；喉轮主管自我表达和言谈；额轮位于两眉中心，主管人的洞察力；顶轮在头顶，主管人的智慧、灵性以及和世界为一体的感觉。按照我们对魂魄的分类认识，魂的等级层次高于魄，魂依据于人的无形之神，主管人的意识思维和情感活动，魄依据于人生理之精，主管人体自主调控的生命活动，所以魄的作用也代表与人生存最基本的生理功能有关，比如人的身体感觉、本能反应、自主呼吸、心率、消化、免疫、新陈代谢和生殖等方面。这与内分泌腺所调节的系统功能不谋而合，比如松果腺对人的精神情感有调节作用，脑垂体对记忆智慧智力有调节作用，甲状腺对新陈代谢和呼吸的调节作用，胸腺对人体心脏循环的调节作用，肾上腺对骨骼、脊髓、脑的调节作用，胰腺对消化和血糖的调节作用，性腺对生殖和两性性征的调节作用。从魂魄的角度对人生命的认识，在无形的精神层面和有形的结构上完美相合，是对生命有无相生的最好体现，因而对无形精神上的认识依托于人之脏腑生理，形神合一是生命活力的立足之地，正所谓"形与神俱，则尽终其天年"。

四、十月造化成胎

现代西方医学对人年龄的计算从胎儿分娩出母体的那一刻开始，而中国人则认为父精母血结合成胎的那一刻，人的生命就开始了。正所谓"两神相搏，合而成形"，父亲的精子与母亲的卵子相结合形成受精卵，胎卵逐渐发育，经历十月怀胎为人生命的先天阶段。而胎儿发育成熟一朝分娩以后，人的生命进入了后天阶段，因此中国人认为人有虚岁，指的就是在母腹中的十个月。在现代科技如此发达的今天，通过各种先进的仪器，我们可以清晰的探知胎儿在母腹中的十个月所经历的变化。然而令人惊讶的是，在遥远的几千年前，人们对母腹中胎儿的阶段性变化便了如指掌，他们的认识从何而来我们不得而知，但是我们不得不由衷的敬佩古人高超的智慧。在《佛说入胎经》中讲"如是应知凡入胎者，大数言之有三十八七日"，这与现代医学将母腹中胎儿发育过程分为三十八周加减的认识基本相同，而《佛说入胎经》对这期间胎儿每周的阶段性变化与现代医学的认识也基本吻合。比如，"第八七日，于母腹中，有风名曰翻转。此风触胎有二十相现，谓手足十指，从此初出，犹如新雨树根始生。"现代医学认为在第八周时胎儿的器官与四肢开始发育。"第十六七日，于母腹中，有风名曰甘露行。此风能为方便，安置胎子二眼处所，如是两耳两鼻口咽胸臆，令食入得停贮之处，能令透过出入气息。"现代医学认为第十六周时胎儿的头面五官基本到达最终位置。在藏传佛教的经典《甚深内义》的认识中，以每个月为一个阶段认识胎儿在母体内的变化，如在第一个月时，胎儿"有如十二指半量""生后心与脐二者""胎儿如一小鱼然，母儿之脐两相连，气血得由此增长"。从第二个月开始，胎儿的发育"持命气分生下气，胎儿有如龟状然；三月乃生上行气，上身由此而出生；四月乃有遍行气，手足之脉皆出生；五月始有平住气，身内所依由此生。名为野猪狮子时，平住遍行气圆满，胎儿始具有活动，骨节各处段段生，总数为二百六十"。五个月以后五蕴结构圆满，胎儿开始有活动。从第六个月开始，胎儿开始发育眼、耳、鼻、舌，具备视力、听力、嗅觉、味觉等各项感觉和思考能力，最终十月胎圆，人体生理的各项组织结构和功能都发育完成。在《佛说入胎经》和《甚深内义》中对人体的发育都是从有无两个方面认识，在发育的过程中都是"风""气"先生出，代表生命结构中的无形气化，在这基础上有形的形体结构才开始发育，如"心脑""骨""血""五官"等。在道家医学的认识中，胎儿在母腹中的生长发育不仅包含形、神两个方面，还与天地、日月、山林、川泽之气相通，这种认识也是在天人合一的理念之下。

在孕期的前三个月里，人体的三魂依次发生，代表无形之神附，而后脏腑逐渐发育完善。因此在有些民间传统中，妇女在怀孕三个月以后才会告知其他亲戚，因为前三个月里胎儿的三魂不定，胎停和流产的发生率特别高。胎儿在母腹中度过三个月以后才能安全留住，而在现代医学中同样也认为保胎需要三个月才能稳定。

三魂中的幽精首先出现，父母水火交媾精血合形，标志着一个新生命的诞生。"夫命成乎孕，孕自乎交。浮其白，坎离交媾，幽精见，精血合形。"实际上精子和卵子结合形成受精卵是一个很高科技的事情。由两个单独独立的细胞融合成一个个体，在当今社会仍然属于尖端科技，一者诱发因素比较极端，如生物方法（病毒）、化学方法［聚乙二醇（PEG）］、物理方法（离心、震动、电刺激）等，自然条件下很难完成；再者融合以后的合体细胞很难再继续发育成个体。这就像行星兼并，两颗行星互相撞击形成一颗大行星，需要的条件也是比较严格，需要恰到好处才能发生，如果条件达不到，行星撞击以后可能直接成碎块了。精子结构远远小于卵细胞，就是保证卵子能经受得住精子的冲击这样才能合成一个整体。精卵结合也需要天时地利人和的适宜环境，我们看到的是有形细胞的结合，在这背后为细胞结合营造环境的无形因素不可名状，中医称之为"神"，所谓两精相搏谓之神，以三魂中之"幽精"来代表。在合适的时空环境因素的协调下，精卵结合，精血合形，胎儿在母腹中开始发育。

天生行，浊炁王，精血凝定，而脑先成者，一月也。

现代医学认为孕期第四周内，胎儿大脑和神经系统开始发育，所谓"人始生，先成精，精成脑髓生"。因为大脑是人体五脏六腑的总指挥，也就是中医学说的心为君主之官，就如同团队中首先要确立一个核心领导，作为团队的决策者决定团队发展方向。

元英会，胎光照，清炁王，星炁附，心形脑动，胚兆其行者，二月也。

现代医学认为胎儿在第二个月发育心脏，心脏为全身的脏腑组织供血，是全身脏腑组织的营养动力来源，就如同一个地区的发展从交通运输开始。心脏规律的收缩与舒张跳动是血循环的启动器，是人体气机的最直观表现，那么在心脏结构发育完善的过程中，心脏的第一下跳动是如何发生的呢？这就像地球最初的第一次运转一样，令人匪夷所思，只能用"神机"来代表，人的生命力起源于"胎光"照，就如同阳光普照大地形成了生机勃勃的世界一样。幽精所代表的是人体的精血合形，是有形的"精"方面，而胎光代表人体运化的生命力，是无形的"神"方面，两者以清浊言之，因此在幽精发生时浊气王，胎光发生时清气王。古人认为胎儿在这个过程与天地之间的星气相应。

玄珠现，灵爽合，日月炁接，阳元神动魂，而肝肾稚形者，三月也。

在大脑作为总规划，在心脏供血的前提下，人体的其他脏腑器官开始全面发育。现代医学认为自胎儿发育的第三个月开始，维持胎儿生命的器官如肝脏、肾、肠、大脑以及呼吸器官开始全面发育并且有一定的功能。胎儿的各脏腑发育是协调同步进行的，并不是先把五脏发育成熟再去发育六腑，六腑成熟再去发育五官四肢。脏腑系统在发育过程中也是互相协调构成一个整体，没有太过，没有不及，共同进退，逐渐完善，正如道家认识的各脏腑之神统一归于帝君领导之下一样。如果脏腑发育无法统一协调，生克失去制约，阴阳失衡必然会造成系统整体崩溃，胎儿必然不能继续生存，那么在胎儿各脏腑发育过程中，是谁令脏腑的发育呈全面同步性呢？我们无从得知，只能用"阳元神动魂"，以三魂之"灵爽合"来表示，这个过程与天地间日月的变化相应。在胎儿发育至关重要的前三个月里，与器官同步发育的是胎儿的四肢五官外貌发育，这是人体各脏腑之间、脏腑与四肢五官之间内外整体协调的表现。

胎儿在发育前三个月三魂凝定，脏腑基础稳固，代表构成人体真气的精气神三玄初步协调并形成统一，因此胎儿的发育从第四个月开始趋向于稳定，脏腑发育与天地间山林川泽日月星辰之气互通，在人体精神魂魄的引导下，各脏腑依次发育成熟。脏腑发育以天地气化为基础，天地之气对人体的脏腑有促进调节作用，这就是道家功法中采天地日月精华思想的由来。

正中定，天地交而应，营炁动魄，而肺脾以示者，四月也。

子丹景，山林之气授，五脏相凝，而二肠胆胃俱者，五月也。

回回圆，川泽之气津，真灵滋润，而六墟膀胱兆者，六月也。

丹元同，星辰宗炁赐，七精相注，而关窍通者，七月也。

太元用，魂魄全，真灵悉聚，神炁附，而原漠营足者，八月也。

灵童附，宫府列罗炁渐注者，九月也。

炁足万象，生命果者，十月也。

有其生，则赋其气。有其命，则周其生矣。（《九常记·虚灵·丁戊》）

胎儿在母体中经历了二百八十日的发育，逐渐走向成熟，一朝分娩成为一个独立的生命体。在这个中间过程中经历了天地之气对生命的调节，吸收了天地日月的精华，形成了精神魂魄等无形的神明表现，发育了脏腑、经脉、四肢、百骸等有形的实体结构，如同植物的果实经历了风吹日晒昼夜寒暑而逐渐成熟，于是中医学中才有了"人身一小天地"的认识。正如《灵枢·邪客》所论："天圆地方，人头圆足方以应之。天有日月，人有两目；地有九州，人有九窍；天有风雨，人有喜怒；天有雷电，人有声音；天有四时，人有四肢；天有五音，人有五脏；天有六律，人有六腑；天有冬夏，人有寒热；天有十日，人有手十指；辰有十二，人有足十指，茎垂以应之，女子不足二节，以抱人形；天有阴阳，人有夫妻；岁有三百六十五日，人有三百六十五节；地有高山，人有肩膝；地有深谷，人有腋腘；地有十二经水，人有十二经脉；地有泉脉，人有卫气；地有草蓂，人有毫毛；天有昼夜，人有卧起；天有列星，人有牙齿；地有小山，人有小节；地有山石，人有高骨；地有林木，人有募筋；地有聚邑，人有腘肉；岁有十二月，人有十二节；地有四时不生草，人有无子。此人与天地相应者也。”

天地间有无相生，时空一体，人体的生理必然会与之相应，精神相资，形神兼备，一言以蔽之，曰：“有其生，则赋其气。有其命，则周其生矣”。

第 10 章　行医莫学邯郸步，医学衷中要参西

一、邯郸学步与衷中参西

《庄子·秋水》曰："且子独不闻夫寿陵余子之学行于邯郸与？未得国能，又失其故行矣，直匍匐而归耳。"

邯郸学步的寓言故事，在小学课本里就学过了，我们总以为这种事只会发生在故事里，不会在现实当中看到，因此尽情地嘲笑邯郸学步的愚蠢无知。然而故事里的事说是就是，现实当中邯郸学步的事情时有发生，当今中医学的发展现状，就上演了一出现实版的邯郸学步。

任何事物都有其客观存在的规律，事物的发展总要顺应自身的规律变化。比如中西医学的学科特点不同，生存在两种不同的文化土壤中，在不同思维体系的指导下，势必会产生不同的发展规律。自满清之后，家国沦丧，西学东传，国人惊叹于西方科学之精细，崇尚西方科技之先进，因此对一切传统事物产生怀疑，如同燕国寿陵余子的心态一般，生活在赵国都城的邯郸，人们走路都是时尚。于是国人便开始学

习西方先进的科技，提倡新文化，全盘否定一切传统的事物，认为一切传统都是土老帽，都是乡巴佬，都应该坚决予以取缔。所幸中医学没有经历像在日本韩国一样的悲惨命运，没有被直接取缔淘汰，然而中医学的发展也进入了邯郸学步期，跟随西医学的标准亦步亦趋。新中国成立以后，在伟大领袖毛主席高瞻远瞩的智慧之下，中医学得以保存。然而在中西医结合理论的指导下，中医学的发展方向偏离正轨，套用西医学的发展模式，唯数据是则，唯实验是务，最后进入一个尴尬境地，变成了现在这个样子，一个不中不西，无体无用的空中楼阁。于是医疗中像邯郸学步一样的乱象层出不穷，郑人买履式的诊断标准，刻舟求剑式的病理观念，掩耳盗铃式的治疗思路，买椟还珠式的养生方法，无时无刻不在上演。

那么中医学是不是就可以抱着几本经典书籍故步自封停滞不前了呢？很显然也不是的。医学总是要向前发展的，西医学也是经过了几百年的历程才发展到今天的样子，纪录片《手术二百年》介绍了手术的发展过程，当今先进的手术也是从历史进程中一点一滴积累出来的。西医学处在不断的发展过程中，中医学自然也要向前发展，只允许西医学有发展空间，扼杀中医学的发展道路，然后用西医学的标准来评判中医学的不科学与落后，这是没有道理的事。中医学有自己的学科特点和发展规律，中医学的发展同样不能走西医的道路，穿西医的鞋，还是要尝试用自己的方式走路。十八大以来，习主席提倡中国人要有四个自信，其中最后一个就是文化自信，因此中医人也要有中医自信，然而西医与中医已经并存于世，要想让两者完全脱离已是不可能的事，并且在一个西医学主导的医疗环境中，中医自信谈何容易。于是在中医学的发展过程中，如何协调与西医学的关系，就变成了一个重中之重的问题。

衷中参西四个字见于民国医家张锡纯的著作《医学衷中参西录》。张锡纯作为民国时期比较有代表性的中医学家，与唐容川、朱沛文以及恽铁樵一起，被后世称为中西汇通派的代表人物，与其说是中西汇通学派，更不如说是衷中参西学派，因为这是特定的历史环境造就的。民国在历史上一直是一个很矛盾的时代，一方面是内忧外患，家国沦丧，人民水深火热，政治经济军事等全方面动荡，国家民族随时面临崩盘的危险。另一方面，民国也是一个多种思想迸发，学术快速发展，众星云集的璀璨时代，任何一个学科都有大师闪现，与历史上诸子百家争鸣的春秋战国何其相似，不能不说这是时代使然。总有一些人还在坚守着中华民族几千年来建立的那一套文化体系的尊严，而西方传入的文化体系跃跃欲试，一来二去，在产生碰撞的同时，也擦出新的火花。人们会从旧有的认识角度中跳出来，发现了一个看问题的新角度，相信只要不是太腐朽的顽固派，多数中医人都会是一个衷中参西的医学态度。因为此时大多数中医人还是传统出身，成长过程中接受的也是中式教育模式，当然还是衷中更多一些。经过不到百年的发展之后，衷中参西或者中西汇通就很少有人再提了，变成了中西医结合，因为连基础教育都变成西学了，医学自然也就衷西参中了，还有几个人衷中呢？

衷者，中衣也，原始含义指的是人身上的内衣，后来引申为人的内心、心意，也可以理解为一个人的信仰和原则。参者，掺也，掺杂，加入，是作为辅助的参考，锦上添花的佐料，如同做饭一样，衷的是主食，参的是调味品，如果调味品超过了主食的量，那这饭就没法吃了。我们要明白，衷中，衷的是什么，参西，参的是什么。武侠小说中，主角要想练成绝世武功，首先要修炼内功心法，有了强大的内功才能驾驭各种各样的招式，而绝世高手练到最后就会将各家武功融会贯通。医学的衷中参西，衷的是一种内功心法，衷心于中医学的思维方式，包括动态、整体以及平衡的宏观系统观念。参西呢，就是参考西方医学的招式，现代医学对于客观存在的生理结构和病理过程的认识。说得通俗一些，衷中参西的医学建立在中医学宏观思维的基础之上，再参合现代医学对于人体生理病理的微观认识，追求一种中医学为主、西医学为辅的医疗模式，中医学的发展还是要回归到衷中参西的道路上来。

二、医学之路，任重道远

作为"中国航天之父""中国导弹之父""中国自动化控制之父"和"火箭之王"的空气动力学家钱学森，曾经多次发出过中医现代化的提倡，为中医学的发展提供方向，在他的设想中，医学的发展就是一条衷中参西的道路。

"21世纪医学的发展方向是中医。"

"医学的前途是中医现代化，而不在什么其他途径。人体科学的方向是中医，不是西医，西医也要走到中医的道路上来。"（《钱学森等论人体科学》）

"从人体科学的观点，中医有许多比西方医学高明的地方，但将来的医学一定是集中医、西医各民族医学于一炉的新医学。"（《钱学森书信选（上卷）》）

"我很同意把中西医结合与中医现代化区别开。前者用目前西医中医各自的所长，综合对病人施治；后者才是医学大提高、大发展。就是目前的西医也最后要走上这条道路。说透了，医学的前途在于中医现代化，而不在什么其他途径。……人体科学一定要有系统观，而这就是中医的观点。所以医学的方向是中医，不是西医，西医也要走到中医的道路上来。"

"用人体科学这个观点，来吸取所有西医的这些成果，不是从前的所谓中西医结合，用西医改造中医，我认为那是错误的，而是反过来，用中医来化西医，把西医的成果全部拿过来，吸取到人体科学里来。"（《论人体科学与现代科技》）

作为研究航天和导弹的科学家，钱学森做的是世界上最"科学"的事了，但是他却对中医推崇倍加，这无疑会让一些不学无术而抨击中医不科学的人汗颜，无知者无畏，越是愚蠢的人越会对不明白的事指手画脚。然而钱学森毕竟不是医学行业出身，是以旁观者的角度看待中西医学的问题，衷中参西的医学发展道路是否具有可行性，还是需要从医学方面多加论证的。

中医学和西医学形成了不同的方法论，是因为两种医学的世界观不同。中医学是一种宏观的思维，一切都建立在天人合一的整体观念之上，而西医学是一种微观的思维，一切都讲究实验和控制变量，由此也反映出了东西方文化中的哲学理念不同。医学在有人类生活的那一刻就产生了，但是哲学可不一定就随即产生，哲学作为一个抽象的概念，是人类对整个宇宙世界的观察总结，这种起源在东西方文化中是相同的。然而就算面对同样的世界，人们的认识也是不同的，面对同一个月亮，有人会产生"人有悲欢离合，月有阴晴圆缺，此事古难全"的感慨，而有人就会产生"江畔何人初见月？江月何年初照人？人生代代无穷已，江月年年只相似"的思考。于是东西方文明的哲学文化以及种种一切，就在这种不同思维方式的思考下分道扬镳，也就是说对整个宇宙世界的认识不同，产生了不同的时间观念。东方人的时间是轮回向前的，或者说是螺旋式向前的，一天下来从子时又回到了另一个子时，一个甲子轮回下来又是一个甲子，但是前一个甲子与后一个甲子已经产生了质的不同，与时间有关的生命规律也是轮回向前的。这种观念的好处是可以发现事物变化的规律性，对事物的认识宏观把控，因此东方文化多是一种感性思维，一种意象思维，一种举一反三的跳跃式思维，具体的日月星辰就转换成了河图洛书八卦五行的哲学思考，成为中华文化的开端。而西方人则不然，把时间看成一条线，时间就是数字的累加，所以他们认为生命也是由生到死的一条线。这种思维的好处是可以事物变化的差异性，对事物有一个微观而清晰的认识，所以西方文化多是一种理性思维，一种实证思维，步步推理步步论证的分科思维，发展为天文学，地理学、生物学、化学、物理学……

时间对于世间万事万物，对于生命，从来都是起决定性作用的。中医学的优势在于其大局观，追求天地人三才合一的整体性，同样因为是宏观认识，看到的范围比较广，它的不足就在于它的模糊性。而西医学的优势在于实证，因为实证的局限性，导致科学的发展需要不断的否定自己，跳出原有的局限性。两种思维方式就如同显微镜，中医学是用低倍镜看问题，因此视野比较开阔，但是不清晰，西医学是用高倍镜看问题，看得清晰，但是视野比较局限。正如1913年毛泽东在笔记《讲堂录》中写道："医道中西，各有所长。中言气脉，西言实验。然言气脉者，理太微妙，常人难识，故常失之虚。言实验者，求专质而气则离矣，故常失其本，则二者又各有所偏矣。"

医学的衷中参西，就是将东西方文化中的这两种思维方式结合。正如钱学森在《创建系统学》中提倡："人们一方面要深入研究到微观层次，揭示物质的本质；另一方面又要上升到系统的层次，研究事物的整体功能。"衷中是要求医学理论在宏观规律的指导下，这样能保证我们所做的不会太偏，不会走错方向，参西是要求医学理论在宏观规律下尽量的精细化，这样我们的方向性更加精确。钱学森以超越时代局限的智慧眼光对于中西医学的特点做出独到见解，同时对医学发展方向做出超前的指导，"泛化"思想来源于"象"，即意象、形象，也是从整体上认识事物。这一思维方法的优点在于宏观，能避免微观方法的因小失大。我国的中医就是用这个方法，所以我们称之为"唯象中医学"。但用马克思主义哲学、辩证唯物主义来看问题，则"小"，微观认识不是可以不管的。也就是还应该下功夫学些西医学、生理学，使对人体的认识能落实到物质基础——细胞，以及细胞的内部物理与化学过程。然后把局部与整体、微观与宏观结合起来，即从定性到定量的综合集成。这是对人体这样的开放的复杂系统进行研究认识的方法。所以我几年前宣传这个观点，唯象中医学是第一步，下面的任务是把唯象中医学与现代西医学辩证地统一起来，扬弃为更高级的医学，21 世纪的医学。

　　既然医学发展的最终追求是融汇中西，那么为什么一定要走衷中参西的道路，衷西参中会有什么问题呢？从西方科学发展史来看，因为西方文化失于宏观认识，所以医学的进步总是落后于科学的发展，而科学的发展总是滞后于哲学的发展，因此现代医学的发展总是处于一种后知后觉的状态。

科学每进步一次，就有大量的人成为科学的祭品，从整个生命科学的发展过程来说，个人成为科学的祭品也是一件荣幸的事，但是对于个人来说，死生事大。因此医学的发展必须要摆脱学科发展的束缚，科学可以不断否定自己不断发展，但是医学却不可以，科学祭品式的医疗对那些牺牲的人来说太不公平。医学一开始就要从宏观处着手，摆脱偏见，摆脱分科，回到整体，回到传统中医学那种天人合一的自然高度，从至高无上来。

孟子曰："士不可以不弘毅，任重而道远。"弘者，广宏济世心也；毅者，恒韧不弃力也。非此二者不可以言大医，故知任非轻而道非近也，可不慎乎？

第11章 能合色脉知病理，可以万全除疾病

一、司外揣内

得益于现代科技的发展，现代医疗对疾病的诊断方式变得方便快捷，我们发明了各种检查仪器用于辅助医疗诊断，比如B超、CT、X线、MRI、内镜以及各种生理生化指标检查等。借助于这些先进的仪器检查，我们可以充分认识人体的内在脏腑结构，对人体的疾病病理进行直观而清晰的观察，是现代科技发展给医学带来的便利。但是人体毕竟不是机器，对疾病的诊疗不能太过依赖仪器，从1816年世界上第一个听诊器被发明应用开始算起，现代仪器真正被应用到医疗中，也不过是近二百年的事，那么我们不禁产生疑问，在这之前的几千年里，人类社会是如何进行疾病诊断的呢？在无法将人体内脏结构打开的前提下，不论是在东方还是在西方，世界上所有民族的传统医学对疾病的诊断都是利用司外揣内的黑箱原理。这个原理就如同我们在市场上挑选西瓜，在没法打开的前提下判断一个西瓜熟没熟，可以用眼观察西瓜的颜

色、纹路以及瓜蒂，用手触摸西瓜皮的质感，用手敲一下听声音等多种方式，这都是司外揣内的方法。

早期西医学的主要诊断手段为视、触、叩、听，医生通过视觉和听觉以及一些试探性的动作，来对患者的身体进行诊断，最后逐渐发展形成一套完整的体格检查模板。在当今的医疗体制下，患者在医院住院时都要建立病历档案，个人病历的大部分内容都是对患者体格检查的结果，医学生们在毕业之时，体格检查也是必须要考察的内容。然而因为仪器检查具有精确而便利的优势，很多医生在临床中直接放弃了体格检查这种复杂烦琐的诊察方式，导致视触叩听的体格检查变成了过去式，变成了仅仅遗留在病历记录上的套话。诚然先进仪器的发展令医生解放了双手，可以让医生与患者脱离接触而完成诊疗过程，让医生职业显得更加高大上，但是也疏远了医生与患者之间的距离。距离能产生美，当然也能产生隔阂与误解，医患关系变得紧张，不可否认有这方面的原因。传统中医学的诊断原理与早期西医学一样，同样是利用司外揣内的黑箱原理，这是由于当时客观的医疗条件所决定的。中医学的望闻问切与西医学的视触叩听没有本质上的区别，因为不论中国人还是西方人，人体的感官途径就这么有限的几条，眼看、手摸、鼻闻、耳听，还有语言交流。虽然现代西医学逐渐放弃了视触叩听的诊疗方式，但是我们完全可以借鉴过来，在继承传统诊断望闻问切基础上丰富中医学的诊疗手段，借助于现代医学的某些诊疗手段，可以令中医学如虎添翼。关于中西医学诊断方式，我们不应该去对比孰优孰略，因为尺有所短，寸有所长，而是应该发挥两者各自的优势，共同造福于病患医疗。

秉承着"有诸于内，必形于外"的整体观念，传统中医学认为人体的生理运化是内外相通的，在内有五脏六腑的运化，在外才有皮毛爪甲的表现，如同树木的枝叶和根茎的关系。内有五脏，外合五体，肝脏外合筋，心脏外合脉，脾脏外合肉，肺脏外合皮毛，肾脏外合骨，人体的这种内外相合关系在母体发育的过程中就已经奠定了基础。一棵树的生长不是先把根都铺开再慢慢地长枝叶，而是根茎和枝叶同步生长，白昼枝叶繁盛，夜晚能量归根，经过一个昼夜以后，树木整体完成了一轮日生长。夏天枝繁叶茂，冬天落叶归根，经历了一个寒暑以后，树木整体完成了一轮年生长。同样胎儿在母体内的发育也不是先把五脏六腑长好，然后再发育皮肉筋骨的，在同一时期，内在脏腑和外在的血脉同步发育，比如胎儿在前期发育五脏六腑的同时，身体的四肢五官也在同步发育，整个身体的生长发育过程和树木的生长过程一样是一轮又一轮周而复始的。十个月的生长周期结束以后，所有的脏腑结构共同发育完成，瓜熟蒂落而出生，在发育过程中的任何时期，身体所有的生理结构都处于相同的发育阶段，不会出现某一方面超前或滞后的情况。因此虽然有些胎儿会因为早产导致发育时间不足，但是脏腑整体结构的发育不会出现失衡。人在出生以后脏腑结构的生长发育并不会停滞，而是换一种方式继续发展，由先天状态转为后天状态，如果先天发育不足的可以通过后天来弥补，人体这种生生不息的状态一直持续在整个生命过程中。人在年轻的时候是很少生病的，但是随着年龄越来越大，疾病就会越来越多。因为年轻时所有脏腑的生长力旺盛，脏腑之间的生长能保持这种周而复始的生长方式，不存在生长差异，或者生长差异细微，脏腑整体也就不会失衡。随着人体不断的生长，心理因素和生活环境因素等多方面影响，或者先天的禀赋不同造成脏腑之间生长出现差异，长此以往脏腑间的整体平衡关系被打破，造成了病理的产生。这个过程就如同赛跑，刚开始所有人的能量都是充足的，因此前期的比赛不分伯仲，到了后期，有些人体力不支，渐渐跟不上其他人的节奏，差距就拉开了。因此在《灵枢·天年》介绍了人的生命节律，"人生十岁，五脏始定，血气已通，其气在下，故好走。二十岁，血气始盛，肌肉方长，故好趋。三十岁，五脏大定，肌肉坚固，血脉盛满，故好步。四十岁，五脏六腑十二经脉，皆大盛以平定，腠理始疏，荣华颓落，发颇斑白，平盛不摇，故好坐。五十岁，肝气始衰，肝叶始薄，胆汁始减，目始不明。六十岁，心气始衰，善忧悲，血气懈惰，故好卧。七十岁，脾气虚，皮肤枯。八十岁，肺气衰，魄离，故言善误。九十岁，肾气焦，四脏经脉空虚。百岁，五脏皆虚，神气皆去，形骸独居而终矣。"整个生命过程，在生命前期的上升阶段，脏腑之间的差距不明显，系统可以保持平衡，在生命步入衰落期以后，脏腑之前的差异出现，系统平衡被打破，病理也就产生了。内在脏腑功能退化以后，在外就会有相应的表现，比如上面提到的人到了五十岁时，在内脏腑中的肝气衰弱，在外就有目始不明的表现，人体生理结构的内外相合就如同男主外女主内的夫妻关系，相濡以沫。在不打开黑箱的前提下，内在脏腑发生病理不能直接观察，当然现代可以通过 B 超、X 线等先进科技探知人体内在，但是我们可以利用人体系统中内外相合的原理，通过观察内脏的外象变化来探知内脏病理。这是对中医学司外揣内诊断原理的基本认识，"视其外应，以知其内脏，则知所病矣"。

二、望闻问切

《难经·六十一难》曰："经言，望而知之谓之神，闻而知之谓之圣，问而知之谓之工，切脉而知之谓之巧。何谓也？然：望而知之者，望见其五色，以知其病。闻而知之者，闻其五音，以别其病。问而知之者，问其所欲五味，以知其病所起所在也。切脉而知之者，诊其寸口，视其虚实，以知其病，病在何脏腑也。经言，以外知之曰圣，以内知之曰神，此之谓也。"

虽然人体生理系统中存在内外相合的关系，但是因为脏腑位置和形态不同的结构差异，造成了脏腑生理功能的表现特点存在差异。处在体内的脏腑运化是运动不息的，比如心脏的跳动、血脉的流动、肺的呼吸以及胃肠道蠕动等，都是人体生生不息的动态表现，是人体生命力所在。而处在体外的外象表现却是波澜不惊，比如皮肤的排泄、头发爪甲的生长等，因为变化缓慢，很容易被忽略。从最基本的构造观察，人体是生生不息的，所谓新陈代谢，就代表身体一直处在新旧变化中，因为不论是构成心脏的组织细胞，还是构成皮肤的组织细胞，必然都是运动不止的，稍有停歇便生消亡。但是在由细胞构成组织，再由组织构成脏腑系统的等级升华过程中，功能差异让脏腑结构表现出动静截然相反的特点，动极而静，静极而动，因此对人体生理的诊察一定分为动静两方面，于是望诊和脉诊一动一静成为四诊中的核心。在《木兰辞》中有句诗："雄兔脚扑朔，雌兔眼迷离，双兔傍地走，安能辨我是雄雌。"花木兰通过一些伪装手段，可以达到以假乱真的效果，以女子之身替父出征，演绎出一段传奇故事。但是故事里的事说是就是，在现实中因为男女两性生理特征的差异，通过观察音容笑貌以及动作方式，我们很容易判定一个人的性别，那么在众多的区别方法中哪个是准确性最高的呢？对于多数人我们可以通过外貌一眼判定其性别，但是有少数人两性外貌特征不明显，我们很难通过外貌分别出来，这时候就要通过结合他们的动作声音等方面才能判定出来，比如走路动作的姿势、说话的声音等。外貌是一个人的静态表现，动作声音是一个人的动态表现，由此可见动态表现更能直接反映出事物的本质。如果将生熟两个鸡蛋放到一起，我们单纯地靠静态的观察很难区别出来，这时候我们就要用一些动态的诊察手段区别，比如让两个鸡蛋旋转起来，生熟立判。

望诊主要观察患者的静态表现，而脉诊主要观察患者的动态表现，所以望而知病比切脉而知病的难度更高，对医生的医学素养要求更高，故曰"望而知之谓之神""切而知之谓之巧"。如果能达到望而知脏腑病理的境界，通过外在的静态表现认识到内在动态运化，正如扁鹊"以此视病，尽见五脏症结"，像 X 线一样把人体看透了，那就真到了入神的境界，诊脉就只是个幌子了，所谓"特以诊脉为名耳"。我们普通人到不了那个境界，就只能老老实实的先把脉诊学好，再期望于望诊上更高一层。以动态表现察动态病理是四诊中的最低难度，但是望而知之是中医诊病的最高境界，代表一个医生对医学的最高追求。

病者，其来乘气而入，其微莫察，觉有不适之，其乘气血而扰之矣。故，良工望而知其气者，望微而洞著也。心志潜潜，意识湛湛；气血调和，则神智自明。所以望而知之也。

闻者，听声而辨其音。知其声，以悉气韵生克。五音之所病，五行之生死也。气之至若湛湛，气至住若缺缺，则其闻者自远矣。故，闻而知之也。孰识病之然，其所以然。洞析风土，人情之变，以度其志，知者矣。

问者，问其寒热之变，而知阴阳虚实。知其所苦之昼夜，而明气血之所害者，所以问而知之也。

知天地之常，而工阴阳之变，悉四时六气之化，而明生克之道。以三部之浮沉迟数，大小疆弱之象，而知其所苦。判其虚实，生死之道者，所以切而知之也。（《太乙版黄帝内经·太易·庚甲》）

望闻问切是传统中医诊断学主要的四个方面，代表医生从不同的角度来对患者进行疾病诊察，其中以望诊和脉诊动静结合为代表。"善诊者，察色按脉，先别阴阳。""切脉动静而视精明，察五色，观五脏有余不足，六腑强弱，形之盛衰，以此参伍，决死生之分。"

不知从何时开始，脉诊成为中医学的一个符号标志，同时也成了中医医生的一个负担。医患双方相向落座，中医医生在患者手腕处三指一搭，寸关尺落定，一切了然于心中，胡须一捻，一副胸有成竹的样子，这是大多数人想象中的脉诊画面，神奇又美妙。因此在很多患者的观念中，把诊脉作为评判一个中医水平的高低的标准，尤其是碰到年轻的中医大夫，都会抱有一种试探的心理，手腕一伸，什么都不说，先让你把脉看能不能说准症状，说准了再让你看。对于患者来说，求良医的心态都能理解，但是使用这点小聪明没有任何意义，只会增加医生的反感。如果脉诊代表一个医生的水平高低的话，那医术最高的应该是各种检查仪器，不用脉诊，直接把人五脏六腑的问题都看透了，那还要医生有什么用呢？再者西医大夫不用诊脉，就不会看病了吗？又有谁会在看西医的时候拿着检查结果让医生猜，猜对了再看病呢？因此对脉诊我们要有一个正确的认识，它只是一种诊病的手段，跟西医的听诊、量血压、B 超以及 X 线没有本质的区别，只是因为中医学特殊的诊疗方式让其显得很特立独行。中医学诊断的方式还有很多种，比如望诊、闻诊以及问诊，有很多的中医大夫不用脉诊也同样能把病治好，中医水平也很高，因此我劝各位患者看中医时不要纠结于诊脉。

　　脉诊只是中医诊断方式中的一种，然而相对于其他诊断方式，脉诊的应用更加普遍，因为诊脉是一条捷径，是一种"投机取巧"的行为。在望闻问切四诊当中，闻诊仅仅对某些疾病的诊断有优势，因而闻诊的应用范围比较有限；问诊是间接诊断，患者表达的内容信息带有一定的主观性，可能会对诊断结果的准确性造成影响。只有望诊和脉诊是一种直接的诊断方式，医生可以与患者的五脏六腑直接对话，因此望诊与脉诊的诊断结果更加精确。望诊是通过形体五官面色等外观表现司外揣内，探知内在的五脏六腑，如同隔纱望月，有一定的模糊性；而脉诊则直接感受内在脏腑的脏气运化，更加直接明了。再者望诊是静态观察，脉诊是动态感受，因而脉诊的精确度更高，脉诊的结果最接近事情的本质。传统中医学诊断的流程应该是先经过望、闻、问诊，从外象的角度对患者进行初步诊察，然后再通过脉诊对内在脏腑诊察，对望闻问的初步检查结果进行检验，以内验外看是否合拍，这个过程叫合，所谓四诊合参说的正是这个意思，内外相合，动静相合。"望之以知神气，闻之以察根本，问之以求阴阳，切之以定生死之道也。"在整个诊疗过程中，因为脉诊的准确率最高，脉诊的结果是能否合拍的标准。准确率最高而且难度系数最低，如果我们舍弃其他诊断方式单独用脉诊诊病，这种做法就叫取巧，所谓"切而知之谓之巧"。因为望诊难度系数高，准确率低，如果单独通过望诊就能诊断出结果，代表医生的诊疗水平高超，故曰神。"故知一则为工，知二则为神，知三则神且明矣。"这与西医的诊疗过程相同，传统上西医诊断应该首先通过视触叩听的传统方式对患者诊疗，初步进行诊断，然后通过 B 超、CT 等辅助检查方式核准，最后整体分析得到诊断结果。然而因为 B 超、CT 等检查简单清晰明了，渐渐的视触叩听的诊疗方式被省略了，直接以辅助检查的结果一锤定音，这也是一种取巧的行为。

三、三部九候

既然是脉诊，那我们就要首先理解什么是脉。脉这个字我们生活中经常用到，比如山脉水脉，所有存在系统连续性的事物都可以称之为脉，而"脉"字本身包含有"肉"字，说明脉字最开始指人身体上的有形结构，如经脉、气脉、血脉。在人体的经脉系统中，无形为经，有形为脉，而有形脉道的最主要表现就是血脉，因此脉主要指代人体的血脉系统，所谓"壅遏营气，令无所避，是谓脉"。脉道如同河道一

样，对河水的流淌有约束作用。血脉存在的意义在于满足脏
腑结构的供血需求，气血营卫的运行让脉管的形成有了用武
之地，人在死亡以后，血液与脉管都在，但是没有了血液的
运行，人体的生命力随之消失。由此可见经脉的主要意义在
于运行气血的作用，也就是无形经气的作用，古人称之为脉
气，诊脉的关键就在于脉气。诊脉原理我们可以类比河流来
认识，在河流形成的过程中，因为水往低处流的特性，合适
的地势让河水汇聚流淌，流淌的河水又冲击河道形成河流。
因此河流的形象就是周围地势环境的反映，在不同的地势环
境下，河水的宽窄、深浅以及流速的快慢都是不同的，这与
诊脉的原理相同，人体内的脉象表现就是对周围脏腑组织结
构的具体反映，在不同的部位具体表现不同。在考察一条河
流的水质状况时，我们通常不会将整条河流的上上下下每一
处都做研究，而是在一些有代表性的位置做水质研究，比如
分别在上中下游选点取样，以三点的位置大概代表整条河流
的水质状况。同样人体的血脉遍布全身，我们也不可能全部
诊察一遍，因此诊脉通常也是诊察一些比较关键的部位，以
此来诊断全身脏腑的疾病，最原始的脉诊普遍采用的是三部
九侯脉法。

　　故人有三部，部有三候，以决死生，以处百病，以调虚
实，而除邪疾。

　　帝曰：何谓三部？岐伯曰：有下部，有中部，有上部；
部各有三候，三候者，有天，有地，有人也。必指而导之，

乃以为真。上部天，两额之动脉；上部地，两颊之动脉；上部人，耳前之动脉；中部天，手太阴也；中部地，手阳明也；中部人，手少阴也；下部天，足厥阴也；下部地，足少阴也；下部人，足太阴也。故下部之天以候肝，地以候肾，人以候脾胃之气。

帝曰：中部之候奈何？岐伯曰：亦有天，亦有地，亦有人。天以候肺，地以候胸中之气，人以候心。帝曰：上部以何候之？岐伯曰：亦有天，亦有地，亦有人。天以候头角之气，地以候口齿之气，人以候耳目之气。三部者，各有天，各有地，各有人。（《素问·三部九候论》）

三部九候诊法的立足点还是人体的十二正经，在十二经脉运行过程中，选取一些比较明显的搏动点作为诊察部位，分别诊察相应部位的脏腑病理，最后对生理系统整体病理做出判断，形成三部九候诊脉法。这是一种全身性的遍诊法，利用的原理也是就近原则，比如上部天在两额之动脉，以候头角之气，上部地在两颊之动脉，候口齿之气。这种就近诊疗的准确性很高，因为距离越近，联系性就越密切，越能反映事情的本质，就如同问路一样，当地人的熟悉程度一定比外来人要高。基层医务人员最接近人民，最了解普通民众的实情，但是每个工作人员的精力有限，不能服务太大范围，这就对基层公务人员的数量有了需求，因此三部九候的脉诊部位相对较多。多点取样也增加了诊断结果的准确性，正如水质化验一样，取样越多最后得出的结论一定越真实，因而三部九候诊法是为经络辨证取穴量身打造，找到三部九候中的虚实所在，以平为期。

四、人迎寸口

三部九候诊法虽然诊断精确，但是用起来是比较烦琐的，尤其是古代社会比较保守，男女有别，导致三部九候脉法的应用有一定局限性。另外因为三部九候诊脉比较精细，所以诊脉位置大多是一些微小脉络的搏动点，脉势较弱，不利于诊察。于是古人在三部九候的基础上将脉法进行简化升级，分别在上中下三部中取最强搏动处诊察，就产生了诊察人迎－寸口－跌阳的脉法，如果说三部九候是考察基层医务人员的话，那么人迎寸口脉法就是考察医务人员的领导。其中以人迎寸口脉法应用最为广泛，关于人迎寸口脉法的内容散见于《黄帝内经》多篇中，比如《灵枢·经脉》篇中在介绍完每条经脉的循行主病之后，对人迎寸口的诊病有所介绍。如"肺手太阴之脉……盛者，寸口大三倍于人迎，虚者，则寸口反小于人迎也""大肠手阳明之脉……盛者，人迎大三倍于寸口；虚者，人迎反小于寸口也"。在其他篇幅中对人迎寸口脉法的诊断和应用有详细的介绍，如《灵枢·禁服》篇中记载："人迎大一倍于寸口，病在足少阳，一倍而躁，在手少阳。人迎二倍，病在足太阳，二倍而躁，病在手太阳。人迎三倍，病在足阳明，三倍而躁，病在手阳明。……人迎四倍者，且大且数，名曰溢阳，溢阳为外格，死不治。必审按其本末，察其寒热，以验其脏腑之病""寸口大于人迎一倍，病在足厥阴，一倍而躁，在手心主。寸口二倍，病在足少阴，二倍而躁，在手少阴。寸口三倍，病在足太阴，三倍而躁，在手太阴。……寸口四倍者，名曰内关，内关者，且大且数，死不治。必审察其本末之寒温，以验其脏腑之病"。

《灵枢·终始》篇说："人迎一盛，病在足少阳，一盛而躁，病在手少阳。人迎二盛，病在足太阳，二盛而躁，病在手太阳，人迎三盛，病在足阳明，三盛而躁，病在手阳明""脉口一盛，病在足厥阴；厥阴一盛而躁，在手心主。脉口二盛，病在足少阴；二盛而躁，在手少阴。脉口三盛，病在足太阴；三盛而躁，在手太阴。"

《灵枢·终始》和《灵枢·禁服》以及《灵枢·经脉》篇中对人迎寸口脉法的内容介绍如出一辙，以人迎寸口脉势大小的对比来确定病变的经络，从而采取相应的治疗措施。

人迎一盛，泻足少阳而补足厥阴，二泻一补，日一取之，必切而验之，躁取之上，气和乃止。人迎二盛，泻足太阳补足少阴，二泻一补，二日一取之，必切而验之，躁取之上，气和乃止。人迎三盛，泻足阳明而补足太阴，二泻一补，日二取之，必切而验之，躁取之上，气和乃止。

脉口一盛，泻足厥阴而补足少阳，二补一泻，日一取之，必切而验之，躁取之上，气和乃止。脉口二盛，泻足少阴而补足太阳，二补一泻，二日一取之，必切而验之，躁取之上，气和乃止。脉口三盛，泻足太阴而补足阳明，二补一泻，日二取之，必切而验之，躁取之上，气和乃止。所以日二取之者，太、阳主胃，大富于谷气，故可日二取之也。(《灵枢·终始》)

　　人迎寸口脉法的原理立足人体生理中最基本的内外关系，人迎脉在颈部，是内在脏腑的运化体现，寸口脉在手腕部，是脏腑运化在四肢的延伸体现。寸口胜人迎，代表人体的气血在内外分布上出现失衡，在外的四肢处多，在内的脏腑处少，外实内虚，因而可以诊断为脏虚阴病。相反如果人迎胜寸口，说明气血的分部出现内实外虚的趋势，故而可以诊断为腑实阳病。确立了阴病与阳病之后，以寸口人迎盛衰的程度来确立三阴三阳，三倍在太阴阳明，二倍在太阳少阴，一倍在厥阴少阳，取决于三阳系统之间的关系，一个金字塔型的三层结构，在十二经脉的生理运化过程中已经有所介绍。人迎寸口脉象的盛衰反映的是人体生理中的阴阳关系，生理状态下为阴阳调和，病理状态下为阴阳失衡，若阴阳失衡严重而至阴阳离决，命曰关格，代表生理系统的整体性崩溃。正如《素问·六节藏象论》说："故人迎一盛病在少阳、二盛病在太阳、三盛病在阳明、四盛以上为格阳。寸口一盛病在厥阴、二盛病在少阴、三盛病在太阴、四盛已上为关阴。人迎与寸口俱盛四倍以上为关格。关格之脉赢，不能极于天地之精气则死矣。"人迎寸口脉法总体也是立足于人体的经脉系统，因而同样对于经络辨证的取穴应用有优势。

跌阳脉指的是诊察足背冲阳穴处的脉动，冲阳是足阳明经脉所过，因而主要反映胃气的盛衰。在《黄帝内经》中并没有对跌阳脉诊法的相关论述，但是在《伤寒杂病论》中有许多关于跌阳脉法的论述。即"师曰：人迎脉大，跌阳脉小，其常也；假令人迎跌阳平等为逆；人迎负跌阳为大逆；所以然者，胃气上升动在人迎，胃气下降动在跌阳，上升力强故曰大，下降力弱故曰小，反此为逆，大逆则死。"

将人迎－寸口－跌阳脉法综合起来看，生理状态下人迎与寸口脉象盛衰应该是相等的，而跌阳脉的脉象应当小于人迎，也就是小于寸口，这是为什么呢？得益于现代生理解剖学的发展，我们可以对血脉在人体内的分布了如指掌。人体内所有动脉搏动的根源在心脏，血液从左心室出来以后进入主动脉，由主动脉开始逐渐分支出两锁骨下动脉和左颈总动脉，右锁骨下动脉分支出右颈总动脉，两颈总动脉上行至头面，为头面五官以及脑组织供血。中医学里的人迎脉指的就是颈总动脉搏动处，通过诊察人迎脉可以探知头面以及脑组织的供血情况。两锁骨下动脉继续前行经过腋动脉、肱动脉，最后在肘窝处分支前行，其中一者循尺骨下行，形成尺动脉，一者循桡骨下行，形成桡动脉，桡动脉在手腕处形成搏动点，指的就是中医学说的寸口脉。主动脉主干下行，经过胸主动脉、腹主动脉各分支为人体的内脏供血，最后在髂窝处分支循两股骨前行，形成股动脉，股动脉主干下行腘窝，在腘窝处分支前行，形成胫前动脉和胫后动脉，胫前动脉经过足背部形成搏动点，就是中医说的趺阳脉。通过人体的动脉分布可以了解人迎、寸口以及趺阳之间的关系。人迎脉和寸口脉都是由主动脉发出，而且右侧人迎寸口是由同一条动脉（头臂干）分支发展而来，因此人迎脉与寸口脉的脉势大小是荣枯与共的，盛衰同气。趺阳脉则是由主动脉经过躯体内脏的一系列分支以后形成，脉势的大小一定会有所减弱，就如同寸口处是河流的上游，趺阳处是河流的下游，河流在从上游到下游前进的过程中，势能一定会逐渐减小，因此人迎脉大趺阳脉小为常，这是人迎脉相对于趺阳脉存在的天然优势，也是人迎寸口脉法可以凭两者盛衰来判定人体病理中阴阳的原理所在。人迎脉反映的是脑供血功能的强弱，寸口脉反映的是心脏功能的强弱，心和脑是人体所有内脏功能的重中之重，对气血的供应有优先权，所谓好钢用在刀刃上，对于人体来说，心和脑就是刀刃，因而人迎与寸口处脉强。心脑一体，同气相求，因此人的大脑与手指关系密切，从生理功能上看，直立行走让人解放双手，可以完成很多精细动作，而这些动作都是受到大脑意识的控制，可以说手指功能就是大脑功能的体现。许多患者在发生脑中风以后，手指功能首先受到影响，而在急性脑血管意外发生时，通过针刺指尖十宣可以缓解病情。人在出生以后，身体内气血的最终来源都是后天脾胃，而脾胃运化水谷精微，首要目的是为心脑供应能量。心脑是脏腑系统的核心，故曰："胃气上升动在人迎，胃气下降动在趺阳，上升力强故曰大，下降力弱故曰小，反此为逆，大逆则死。"

五、独取寸口，见微知著

从三部九候到人迎寸口跌阳，诊脉法进行了一次简化，这次简化也是对脉法的一种升华，一次取巧的行为，依据原理也是人体生理结构的整体性。当然人迎寸口不是诊脉法的终极表现，在人迎寸口的基础上诊脉法继续简化升级，成为最广泛应用的寸口脉。脉诊的基本目标是诊断人体疾病，我们不能舍本逐末，一味地追求简化而忽视了脉法的诊断意义，如果简化以后的脉法对疾病的诊断产生影响，说明这种简化升级是没有意义的。独取寸口从实用性上来说已经是最优化了，那诊断性上会不会受到影响呢？或者说独取寸口的诊断学原理是怎样的呢？

从人迎、寸口以及跌阳脉三者的生理关系来分析，跌阳脉在下，脉势相比人迎寸口较弱，重要性上来说不如人迎寸口，因而不能独挑大梁。人迎脉与寸口脉的意义相同，因为两者同气相求，人迎在内，寸口在外，寸口脉是人迎脉的外在体现，所以说寸口脉是人体所有经脉的神机，把握住这个机，就能了解全身经脉的大概情况。《素问·五脏别论》说"黄帝问岐伯曰：气口何以独为五脏主？岐伯曰：胃者，水谷之海，六腑之大源也。五味入口，藏于胃，以养五脏气。气口，太阴也。是以五脏六腑之气味，皆出于胃，变见于气

口。"在中医学的认识中，寸口脉是手太阴经脉循行所过，是
营气运行的起始点，营气由此开始濡养五脏六腑，故曰为五
脏主。营卫的最终来源都是水谷精微，而手太阴经脉在体内
循行时下络大肠环循胃口，是水谷精微的化生所在。因此寸
口脉就如同一个中转站，一方面承接来自胃肠的水谷精微，
另一方面将水谷精微以营气的方式转输到五脏六腑，故曰变
见于寸口。这个原理就如同物流一样，寸口处是最大的中转
站，发往全国各地，通过调查中转站可以了解全国物流的大
概状况。《难经·一难》说："寸口者，脉之大会。"

　　通过寸口脉见微知著，可以总体表达系统整体的五脏六
腑四肢百骸。也就是说将寸口脉的位置仔细划分，不同的位
置候察相应的脏腑，寸口脉也有自己的三部九候，而寸口
脉的三部九候原则与全身遍诊法中的三部九候原则相同，都
是上以候上，下以候下，内以候内，外以候外。正如《难
经·十八难》说："三部者，寸、关、尺也。九候者，浮、中、
沉也。上部法天，主胸上至头之有疾也；中部法人，主膈以
下至脐之有疾也；下部法地，主脐以下至足之有疾也。"在寸
关尺分别候人体上中下三焦的基础上，人体的五脏六腑大致
按这个原则在寸口脉排列。如《素问·脉要精微论》："尺内
两旁则季胁也，尺外以候肾，尺里以候腹。中附上，左外以
候肝，内以候膈；右外以候胃，内以候脾。上附上，右外以
候肺，内以候胸中；左外以候心，内以候膻中。前以候前，
后以候后。上竟上者，胸喉中事也；下竟下者，少腹腰股膝

胫足中事也。"

脉搏有规律的搏动，就如同大海的波浪一样，一层一层的推进，理论上通过观察岸边的波浪，我们可以推测出海上风浪的大体情况。设想一下在一个平静的小湖里投放一颗石子，泛起的波纹会一圈圈的延伸到岸边，我们在岸边观察波纹就能了解石子投放的位置以及力量的大小等情况。当然在现实当中湖面上不是只有一个石子会泛起波纹，风吹、叶落、鱼跃以及人在上面划船等因素都会引起波纹，而只要引起波纹就会往岸边传递，就可以被岸边的我们发现。我们站在湖边观察到湖面上波光粼粼，是所有波纹叠加在一起的效果，里面包含着一切引起波纹的信息，有的是因为风吹、有的是因为鱼跃、有的可能是因为人在划船，在这所有的信息当中会有一个主要的因素，形成一个大的波浪，而其他的小波纹就会被大浪吞噬，变成大浪的一部分。比如一艘小船在湖面上走过会形成一圈圈的波纹扩散开，一条大船从湖面走过会形成一层层的大波纹，大船形成的波纹会把小船的波纹吸收，形成一个混合波纹，在物理学上称为波的干涉和叠加。脉象与波浪的原理相同，整体的脉象表现就是各个因素叠加以后形成的波浪，而每个人的脉象中都有一个主旋律，就像湖面上的大船引起的波纹，在这个主旋律上有一些副旋律，就像湖面上的小船引起的波纹。人体的血脉遍布全身就像一个湖面，五脏六腑都有自己的运化频率，就像湖面上的船只一样，脉象就像湖面上的波浪。通过对局部脉象的诊察可以探知五脏六腑的盛衰，就如同以局部波浪来认识船只，这是中医诊断见微知著的原理所在。

六、脉贵胃神根（上）

以脉诊病的关键就是诊察脉象中大浪之所在，这个大浪就是脏腑的病机，那么脉象中的大浪是怎样的呢？《素问·脉要精微论》说："四变之动，脉与之上下，以春应中规，夏应中矩，秋应中衡，冬应中权。""春日浮，如鱼之游在波；夏日在肤，泛泛乎万物有余；秋日下肤，蛰虫将去；冬日在骨，蛰虫周密，君子居室。"人的生命变化中有四时节律，脉象随四时的轮转而呈现春弦、夏洪、秋浮、冬沉的交替变化，可以看作像波浪一样的表现形式，这是脉象表现中的最大波浪，反映的是人与天地环境中的时空变化相应。正常情况下，在内有脉象应四时而变，在外有面色随四时而化，色脉相合代表人体脏腑内外协调，与时空环境相应，是一种最理想的状态。理想当然是很美好的，现实中却总是美中不足，就如同人总是梦想着长生不老做神仙，但是现实中神仙不存在，我们还是汲汲于尘世生活中一样。脉象的变化与气运往来一样有太过不及。《素问·玉机真脏论》说："春脉者肝也，东方木也，万物之所以始生也。故其气来，耎弱轻虚而滑，端直以长，故曰弦。""其气来实而强也，此为太过，病在外。其气来不实而微，此谓不及，病在中。"脉象的太过与不及是一种脏腑病理的表现，而造成脉象太过与不及病理的原因在于胃气的盛衰。《素问·平人气象论》说："春胃微弦曰平，弦多胃少曰肝病，但弦无胃曰死。""平肝脉来，耎弱迢迢，如揭长竿末梢曰肝平，春以胃气为本；病肝脉来，盈实而滑，如循长竿曰肝病。死肝脉来，急益劲如新张弓弦。"其余四脏均是如此。脉象随四时变化以胃气为本，胃气盛则为平脉，胃气衰则为病脉，胃气绝则为死脉，正如"平人之常气禀于胃，胃者，平人之常气也。人无胃气曰逆，逆者死""所谓无胃气者，但得真脏脉，不得胃气也"。

脉象中的胃气代表脏腑整体的稳定性，通过五脏间的生克关系来维持。五脏都有各自的运化规律，在脉象中表现出来，正如湖面上的五艘小船，各自形成各自的波纹，经过不断地叠加抵消以及互相干扰，最后形成一个稳定的波浪，这就是脏腑脉象的整体表现。在不同的时空环境下，脏腑之间的盛衰是有差别的，比如春时肝受气，肝脏这艘小船形成的波纹就会相对强势，成为大浪，脏腑整体就会表现出肝脏的脉象，其他四脏虽然处于弱势但并非摆设，会利用脏腑间的生克关系对肝脏形成约束，不会令肝脏过亢。这就如同春秋战国时诸侯国之间的关系，楚国强大了，其他诸侯国就连横共同对抗楚国，秦国强大了就会合纵共同对抗秦国，纵横捭阖之间，诸侯国利用这种生克关系稳定存在了八百年，直到一家独大的强秦出现才打破了这种平衡，改变了局面。因而人体内生理系统的整体稳定同样依靠这种生克关系维持，一脏独盛会将系统平衡打破，病理也就发生了，病理脉也就出现了。系统之间的生克关系是与生俱来的，不论诸侯国之间的斗争是怎样的你死我活，总归都是奉着周天子的宗庙，谁都不敢跳出这个圈，从某种角度讲周天子就如同人体的胃气。而周天子更多的是一种精神上的约束，实际上最终对诸侯国之间形成约束的还是地产物资，地产粮草跟不上，不论你再有雄心壮志最终也翻腾不起浪花来。因此五脏之间的盛衰关系不论如何变迁，最终的气血来源都是水谷精微，胃气运化水谷精微的能力是五脏系统整体的基础，因而五脏系统的整体稳定最终是由胃气来决定的，而脉象的流转变化以胃气为本。而脉象中的胃气表现主要体现在脉形上，在具体脉象的表现之上从容和缓，柔和美好，就是胃气所在。正如《灵枢·终始》说："邪气来也紧而疾，谷气来也徐而和。"

　　脉象随四时轮转呈现弦、洪、浮、沉的交替变化，源于天人合一的时空生命节律。春夏秋冬的四季变化是大节律，所以在脉象上的表现就是弦、洪、浮、沉的大浪，时间节律贯穿整个生命的始终，除了寒暑的时间节律之外，还有朔望和昼夜的节律变化，人在脉象上也存在相应的波浪形变化，而这种波浪表现相比于寒暑的大浪要细致的多。生命节律中有大有小，同样脉象浪花表现也有大有小，如同人体的生理系统一样存在等级性，人体内有系统，系统之下有器官，器官之下有组织，组织之下有细胞，细胞作为人体内最基本的生命单位。在脉象之中最小的浪花就是脉搏的一次跳动，中医学中称为来去，比如"来疾去迟""来盛去衰"，一次小小的脉动中蕴含着生命之神。脉搏的一次跳动，是构成生命的最基本元素。我们的生命最开始就是从一次跳动而来，无数个脉搏叠加起来才形成了更大的规律，才构成了多彩的生命，就如同我们的身体最原始于受精卵，经过不断地分裂分化发育而来。因此这一个搏动的正常，不仅代表的是脉象的神气，而且关系到整个生理系统的成败。

现代医学通过仪器探测电位变化来细致入微的认识每一次搏动，以心电图的形式将每个跳动清晰的表示出来，比中医学用手指感受的要精细的多。通过对心电图中每个波段和间期的分析，从而对人体的疾病做出诊断，与中医学的脉诊原理没有本质区别。中医学的脉诊可以探知五脏六腑的病理异常，而心电图大多是对心脏病理的诊断。这并不代表两者孰优孰劣，只是两种医学不同的诊疗理念造成的。中医学脉诊的理念是见微知著，以局部病理的外在表现反推整体系统的异常，是一种抽象思维的应用，而心电图的诊断原理是见微知微，以局部异常来诊断局部病理，是一种具象思维的应用，导致了两者的关注点不同。心电图的电位变化引起心肌的舒缩运动，心肌的运动形成血脉运行，说明心电图和脉搏的代表意义相同，是内核与外延之间的关系。中医学的脉诊诊察的是心肌运动产生的脉象变化，而心电图反映的是心脏的电位变化，如同生物学上基因与性状的关系，基因片段上的丝毫改变，在生物的外观上可能就有天壤之别。外象是内核的放大表现，在没有辅助手段的前提下，很显然观察外象比观察内核更能发现问题，因为脉诊中的迟数滑涩虚实比电位差异更容易区别，而且在几千年前的远古时代，没有各种仪器的帮助，人们很难认识察觉到电位的变化，只能通过脉象来分别。

这一次脉搏的跳动直观上看上去是心脏的独家技能，实际上应该是系统内部所有脏腑组织共同完成的一项生命活动。生理系统存在整体性，五脏六腑之间的生理运化协调统一，共同作用于心脏，让心脏产生一次来去的脉动表现。这意味着在生理系统中，成就并非一人之功，过错也并非一人之责，脏腑系统的生理病理都是牵一发而动全身，因此心电图在反映心脏局部病理的同时，也反映整体系统中所有五脏六腑的病理，只是这个信息细微又隐蔽，需要我们用放大镜去寻找。作为系统整体内部五脏六腑沟通的媒介，血液承载着五脏六腑的所有信息，在脉管中流动形成脉象。结合流体力学的认识，血液在脉管中的流动方式有两种——层流和涡流，层流给血脉以平行血管壁方向上的压力，而涡流给血脉以垂直血管壁方向上的压力，两种压力的关系成为决定脉象最终表现的基础因素。近年来有科学家研究发现光能以螺旋方式传播，因此我们有理由相信，如果微观观察血液在脉管中的运行，也会是一种螺旋型的呈现方式，这符合宇宙生命的运化规律。血液螺旋型的运行方式在血管壁的平行和垂直两个方向上形成压力，这在中医学的认识中代表营卫相随，血液在平行血管壁的方向上运行，如同河流在河道内流淌，这正是营行脉中的取象，而血液在垂直血管壁的方向上形成血压，正如河流与地下水的互相渗透作用，这正是卫行脉外的取象。营卫运行在脏腑内外之间，沟通天地，通过外在的脉象变化表达内在脏腑运化的状态，是脏腑神明的外现，因而脉贵有神是脉诊中一个很重要的因素，代表脉象的频率、节律、力量强弱变化等方面正常。《医道还元》说："金钟鸣响，点点之报有神。"

七、脉贵胃神根（下）

脉象的规律性建立在时间因素之上，诊脉除了考虑时间因素之外，还要考虑空间因素。对于诊脉中的空间因素，我们要从两个角度认识，一个是地理环境方位对人脉象的影响，反映的是生活环境对人体质的赋予。为了适应生存环境，人体会主动地对脏腑系统进行调整，长此以往就形成了一个地域的体质特点，因此才会产生水土不服的现象。正如《诊家正眼》所言："东极之地，四时皆春，其气暄和，民脉多缓。南极之地，四时皆夏，其气蒸炎，民脉多软。西极之地，四时皆秋，其气清肃，民脉多劲。北极之地，四时皆冬，其气凛冽，民脉多石。东南卑湿，其脉软缓，居于高巅，亦西北也；西北高燥，其脉刚劲，居于污泽，亦东南也。南人北脉，取气必刚；北人南脉，取气必柔。东西不齐，可以类剖。"因为地域环境不同造成民众体质不同，体质不同又造成了医生用药习惯的差异，慢慢地每个地域都形成了自己的医学流派，像钦安学派发于川蜀，温病学派源于吴越。西北塞外之人风沙日晒因而皮糙肉厚，江南鱼米之乡风清水暖因而细皮嫩肉，同样的解表发散，西北之人用麻黄、桂枝仍显不足，江南之人桑叶、荆芥、防己成有余，于是生活在不同地域的人脉象表现必然不同，是空间因素中的地理大环境对人体质的影响。除此之外，自身脏腑系统的空间结构也是脉诊中重要的因素。所谓"天有暑度，人之脉窍同其源，地有山河，人之脉络合其妙"，天地时空对人的脉象产生影响，而这一切最终落脚于脏腑经络上，因而脉象还是对人体生理结构的反映。在脏腑系统的气机运化上有升降和出入的基本方向，于是在人体的生理结构中就有以上下和内外分阴阳的基本认识，而寸口脉见微知著，是对整个生理系统的微缩反映，脉象上也有上下和内外的基本定位。上下代表脉象的浮沉变化，正如《素问·脉要精微论》中所言"四变之动，脉与之上下"，而脉象中的内外则代表寸口脉的尺寸分部。

脉象在上下之间的跳动称为来去，是一种垂直于血管壁方向上的动态变化，这主要体现的是卫气的作用，反映人体生理中的表里关系，太阳主表，阳明在里，少阳为表里之枢机，表里同时也代表经络和脏腑之间的关系。脾胃化生水谷精微变生气血营卫，布散于体表卫外而为固，是由里向表，而全身组织代谢产物通过肺气肃降到大肠膀胱，由二便排出，是由表向里，脉象的来去反映三阳系统之间的关系。当外邪侵袭人体时首先犯表，卫气奋起抗邪，故而脉象显浮，抑或是内脏虚劳，人体免疫力因虚弱而过度敏感，浮越于表，脉象也会显浮，正如"太阳之为病，脉浮"或者"劳之为病，其脉浮大"。当阳明里虚，整体气血化生无源时，正气战略性回缩呈现沉象，或是太阳表证未解而用下法，致使病邪传变入里，脉象也会呈现沉象，如"少阴病，脉沉细"或者"伤寒，大下之后，脉沉而迟"。脉象在尺寸之间往来，是一种平行于血管壁方向上的动态变化，主要体现的是营气的作用，反映人体生理中的中央与地方的内外关系，以脏和腑为具体体现。脏和腑以相对内外的阴阳关系来认识，脏为阴腑为阳，寸口脉的尺部和寸部相对内脏中心有一个相对的远近，也就产生了一个相对内外的阴阳关系，与脏腑的代表意义相同。正如《难经·二难》说："尺寸者，脉之大要会也。从关至尺是尺内，阴之所治也；从关至鱼际是寸内，阳之所治也。故分寸为尺，分尺为寸。故阴得尺内一寸，阳得寸内九分。尺寸终始，一寸九分，故曰尺寸也。"当人体处于内虚外实的病理状态时，脉象在寸关尺上就会呈现寸越尺卑，而当人体处于内实外虚的病理状态时，脉象在寸关尺上就会呈现寸隐尺浮。正如《伤寒杂病论·平脉法》说："师曰：寸口、关上、尺中三处，大小、浮沉、迟数同等，虽有寒热不解者，此脉阴阳为和平，虽剧当愈。师曰：寸脉下不至关，为阳绝；尺脉上不至关，为阴绝。此皆不治，决死也。"当关上呈现郁结或者虚弱的脉象时，都是脏腑内外不交通的一种表现。

　　生理结构中的内外关系和上下关系是维持系统运化的关键，本质上都是一种阴阳关系，代表了生理结构中的主从关系。表里之中以里为主，脏腑之中以脏为主，就像树的枝叶和根茎的关系，因此诊脉除了诊察胃气和神气之外，还有一个因素就是有根。所谓有根，代表生理系统的运化有主宰性。脉有根主要表现在两方面：一者沉取不绝，二者尺脉沉潜有力。沉取不绝代表里阳稳固，脏腑强盛。脉象的浮沉代表生理系统的表里关系，太阳为表，代表经络，阳明为里，代表脏腑。正如《伤寒杂病论·平脉法》说："平脉大法，脉分三部。浮部分经，以候皮肤经络之气；沉部分经，以候五脏之气；中部分经，以候六腑之气。"脉象的来去反映气血在皮肉筋骨之间循环往复，皮肉筋骨的五体结构在外，与在内的五脏阴阳相合，是五脏的外象。在五体结构当中，血脉筋肉都依附在骨架结构之上，由骨到筋脉再到皮肉，主从关系是逐渐递减的，由此可见相比于浅层的皮肉血脉，深层的筋骨才是主宰。因而五脏之间也有主从关系，肝肾居深层为主，心肺居浅层为从，脉象搏动以沉部为主宰，代表五脏之中肾气不绝。如《伤寒杂病论·平脉法》中有言："经说脉有三菽、六菽重者，何谓也？师曰：脉，人以指按之，如三菽之重者，肺气也；如六菽之重者，心气也；如九菽之重者，脾气也；如十二菽之重者，肝气也；按之至骨者，肾气也。假令下利，寸口、关上、尺中悉不见脉，然尺中时一小见，脉再举头者，肾气也。"

尺脉沉潜有力，代表内脏运化正常，精气充盛。脉象的尺寸代表脏腑系统的内外关系，以五脏居内为主，六腑居外为从。正如《素问·五脏别论》说："五脏者，藏精气而不泻也，故满而不能实；六腑者，传化物而不藏，故实而不能满也。"生理系统中的脏腑关系，依据人体内脏腑的重要程度不同而分别，比如外科医生可以利用精细的手术将人体内某些器官摘除，像胆囊、扁桃体、胃、肠、阑尾等器官的切除很常见，这些器官摘除以后疾病暂时得到解除而人没有生命危险。但是有些器官却是万万不能切除的，像心、脑、肝、肾等器官出现病变不能一切了之，只能缝缝补补或者进行器官移植，如果切掉那就是谋杀，所以曹操在听到华佗要对其进行开颅以后，第一反应就是这人是刺客。对于不重要的器官病变一切了之，对于重要的器官病变进行替换，这是以简单的机械论思想看待人体，但说明西医学对生理结构的认识观念中，人体内器官组织的重要性是不同的，和中医学以基本的脏腑区别人体生理的认识相同。从重要性上来说，脏腑的重要性是逐渐递加的，六腑不如五脏，而五脏虽为一体，它们之间的重要性也是有区别的。《素问·阴阳别论》说："凡持真脏之脉者，肝至悬绝急，十八日死，肺至悬绝，十二日死，心至悬绝，九日死，肾至悬绝，七日死，脾至悬绝，四日死。"而在针刺不当刺中五脏时，产生的后果也不相同。《素问·诊要经终论》说："凡刺胸腹者，必避五脏。中心者环死，中脾者五日死，中肾者七日死，中肺者五日死。中膈者，皆为伤中，其病虽愈，不过一岁必死。"这反映了五脏之间的重要性关系。虽然脏腑功能轻重不一，重要者如心脑，轻者如扁桃体，但是所有脏腑结构统一包含于三焦网膜系统之内。所谓"三焦者，确有一腑，盖脏腑之外，躯壳之内，包罗诸脏，一腔之大腑也"，三焦归根于脐下肾间动气的命门处，是人的先天所在。因为命门与脐相同，在出生之前，胎儿通过脐带和胎盘与母体相连，从母体中获取营养，所有脏腑的发育不论功能轻重都是建立在这个基础之上。虽然心脑在所有脏腑之中的重要性最高，仍不及命门，因此命门是生命之根，是先后天交换之处，是一切脏腑存在的基础，其重要程度至高无上。胎儿就如同母体上结出的一个果子，根蒂在命门脐中，从逻辑顺序上来说是命门在前，心脑及其他脏腑在后。以同样的角度分析寸口脉，血脉从心脏发出以后，先过尺部，再过寸部，尺部在先为主，寸部在后为从，因而在寸关尺分候脏腑的对应中，寸候上焦之气，尺候下焦之气，是生命之根，尺脉沉潜有力为有根，代表人的生命运化有源。

　　脉有胃、神、根，是人生命活力的三个基本要素。当脉象中三要素不全时，代表疾病发展进入比较危重的阶段，有十怪脉的出现，如弹石脉和偃刀脉是胃气绝，屋漏脉和雀啄脉釜是神气绝，鱼翔脉和虾游脉是根脉绝。脉有胃神根，背后的意义是代表人体的脏腑系统运化正常，脏腑之间生克有道，无太过与不及；生命节律起伏有常，生生不息；主辅上下各安其常，阳主阴从。脉象的胃、神、根，反映的是生理系统之间上下、内外、表里、虚实之间的阴阳关系。根据生理系统中阴阳关系的相对强弱，寸口脉象产生了浮沉、迟数、滑涩、虚实、长短、洪弱、革软及覆溢等相对阴阳表现。诊脉的关键在于发现人体生理系统中的阴阳失衡之处，正所谓"谨察阴阳之所在，以平为期"。

　　脉象是气血在经脉中运行状态的映射，包含五脏六腑的运化信息。因此《伤寒杂病论·平脉法第一》中说："脉乃气血先见，气血有盛衰，脏腑有偏胜。"除了天人相应的时空因素影响脉象表现以外，人的心理状态也会对脉象产生影响，反映了人体的生理系统中有无相生的方面。无形的心神会对有形的脏腑有决定作用，每个人的性格、想法以及思维方式都不尽相同，心理因素的差异会造成脉象之间的差异，比如七情的偏盛会对人体的气机产生影响。《素问·举痛论》说："百病生于气也，怒则气上，喜则气缓，悲则气消，恐则气下，寒则气收，炅则气泄，惊则气乱，劳则气耗，思则气结。"当七情产生时，脉象必然会随之变化，比如我们在突然受惊吓时，为了应对刺激，肾上腺素的分泌骤增会导致心率陡然加快，这时人的脉率也必然会相应加快。所谓大怒则形气厥，而血郁于上，人生气时会令气血上行入脑，血压升高，脉象必然相应变化而表现出上越之势，都是心理因素对脉象变化产生的影响。其实不止脉诊，四诊中的其他诊法都要考虑患者心理因素的影响。脉象、面相都是对人体内在生理的一种反映，即相由心生，能够及时反映脏腑生理状态的变化，是脉诊相对其他诊法的优势所在。

寸口脉三部九候的诊断原则，是中医诊断以局部诊察整体病理的基本原则。在面诊、手诊、耳诊、舌诊以及五轮目诊等见微知著的诊断方法中都是利用这个基本原则，在针灸的应用中同样离不开这个原则。

八、望而知之谓之神

脉诊作为四诊中的动态诊察方式，最直观也最精确，是诊法中取巧的行为，但是完整的诊疗过程不应该只有脉法，应当四诊合参，其中望而知之的静态诊疗代表四诊中的最高水准。

人体的生理系统是由有形的脏腑结构和无形的经络气化两方面构成的，因此对患者疾病的诊断就要从有形和无形两方面认识。望诊的内容主要分两方面：望神气和望形志。《太乙版黄帝内经·太始·己子》曰："故望者：望神一也，望气二也，望志三也，望色四也。"望神气是观察人体无形气化的方面，比如一棵树因为干旱缺水而树叶枯萎，我们一眼看过去就知道树木没有生命力，是望神气的方面；而望形志就是观察人体有形结构的方面，假如树干上有瘤子或者树叶枯黄萎落，我们通过树的形态异常也能看出树的病理，则是望形志的方面。望诊的关键就是观察人体生理的有形和无形方面是否协调，在诊法中称为形气相得，即"形气离合，而见寿夭""形与气相任则寿，不相任则夭"。形代表人体内有形的脏腑结构，气代表脏腑功能运化表现出的生命力，脏腑的结构与功能要互相协调，才能达到形气相得。病理状态下形气不相得会出现两种情况，即"形盛气虚"和"气胜形亏"，因此就产生了"形病"和"气病"两方面的病理，现代医学称为器质性病变和功能性病变。《太乙版黄帝内经·太朴·子丁》有云："夫形病也，残贼内生，留淫日深，敷其脏腑。着于骨体，发之其败，死于当胜也。夫气病也，心蒙神蔽，志思恍惚，郁火反甚，乱惑不止，其气散乱，颓骈变，外邪一生，内气自变也。"形盛气虚代表脏腑运化功能不足，因而表现出神气不足的外象，有些功能性的疾病比如神经官能症，会出现头痛、头晕、虚弱、失眠等症状，但是脑组织等有形结构的检查没有异常；而气盛形亏代表脏腑功能过亢造成脏腑结构病变，比如高热耗伤阴液而引起惊厥。"气胜而形骄，形胜则气夭。气虚形亏，气实形引。"形气的关系就如同以火烧水，火势不足则水烧不开，火势过亢又会把水蒸干，太过与不及都是病理。望形气可以对人的脏腑整体进行诊察，从而预判人体质的强弱与寿命的长短。正如《灵枢·寿夭刚柔》说："皮与肉相果则寿，不相果则夭。血气经络胜形则寿，不胜形则夭。""形充而皮肤缓者则寿，形充而皮肤急者则夭，形充而脉坚大者顺也，形充而脉小以弱者气衰，衰则危矣。

若形充而颧不起者骨小，骨小则夭矣。形充而大肉䐃坚而有分者肉坚，肉坚则寿矣。形充而大肉无分理不坚者肉脆，肉脆则夭矣。此天之生命，所以立形定气而视寿夭者，必明乎此立形定气，而后以临病人，决生死。"

人体是由多脏腑系统构成的有机整体，形气关系的太过与不及是由构成整体系统的脏腑关系所决定的。脏腑整体的能量是守恒有定数的，一方面偏盛必然会导致另外一方面偏虚，因此当某个脏腑处在气盛形亏的状态时，必然会有另外一个脏腑处在形盛气虚的状态。造成这种差异的是环境因素，比如夏天暑热气候令心脏功能强盛，全身汗出淋漓，心脏处于气盛形亏的状态，相应的肾脏处于形盛气虚的状态，小便涩少，到了冬天，气候环境改变，人体内的脏腑状态也相应发生改变，也是有些病会随着时间变化减轻或者加重的原因。望诊中的形气关系是对脏腑整体关系的总结，就如同多种乐器共同演奏出一曲乐章，形气相得不是评价每一种乐器的好坏，而是对整首乐曲的优劣做出评价。在乐曲演奏的过程中，每一种乐器发挥的好与坏都会影响到这首乐曲的整体呈现效果，正如生理结构中，每一个体脏腑功能都会影响到整体系统，因此对整体系统中个体功能的评价也很重要。内在的脏腑结构在体表有外现，根据这些外象来判定内在脏腑个体功能的强弱，也是望诊中很重要的内容。

九、望形体，知脏腑

《九常·达道》说："故脏有所示，腑有所见。言心以小肠三焦为应。小肠三焦者，色脉其应之。言肾以膀胱为应。膀胱者，腠理毫毛其应之。言脾以胃为应。胃者，肉其应之。言肝以胆为应。胆者，筋节其应之。言肺以大肠为应。大肠者，皮其应之。"人体内有五脏，外合五体，"肝在体合筋，其华在爪""心在体合脉，其华在面""脾在体合肉，主四肢，其华在唇四白""肺在体合皮，其华在毛""肾在体合骨，其华在发"。皮肉血筋骨分别与肺脾心肝肾相合，这种内外相合的关系在人体形成之初就已经决定了。在五体中有层次深浅的区别，皮毛居浅层，筋骨居深层，这代表五脏之间的功能存在一定的层次差异，也代表人体结构中有深浅层次的不同。现代生理学认为人体所有脏腑由四种基本组织构成，最表层的是上皮组织，上皮组织一般位于脏腑的最表层，比如皮肤表面、呼吸道消化道等体内管腔的内表面和某些脏腑的表面，具有保护、吸收和分泌的功能。上皮组织之下是肌肉组织，分布于骨骼肌、心肌以及各种脏腑外壁内的平滑肌上，具有收缩和舒张的功能，控制机体和脏腑的运动。肌肉组织之下是结缔组织，结缔组织分布广种类多，构成骨骼、软骨、肌肉两端的腱韧带、血液、脂肪组织等，具有支持、连接、保护和营养等功能，构成人体的框架。另外还有一种神经组织，主要由神经细胞构成，广泛分布于人体内，主要功能是感受刺激、产生和传导兴奋，对人体进行调节。这个结构就如同盖房子，有钢筋混凝土负责建立地基框架如同结缔组织，有水泥沙子负责完善地面墙壁如同肌肉组织，最后还要通过白灰地板砖装饰表面如同上皮组织，其中水电线路如同气血脉络运行。中医学对五体结构的认识与现代生理学对四种组织的认识本质上是一样的，五脏外合五体，就如同五脏是人体结构的五位建造师，分别负责不同组织的构造，如果某一结构出现异常，代表相应负责的建筑师出了问题，因此通过五体外象可以察知五脏病理。然而除了皮毛以外，筋骨血脉深藏在人体之中，无法直接观察，那么如何候其盛衰呢？在五体之末有四余，用以诊察五体的盛衰，其中齿为骨之余，发为血之余，爪为筋之余，舌为肉之余，皮毛本身就在最表层，本身就是余。正因为五脏与五体结构密切，它们之间发生病理时一般都是比较严重的，如"故少阴心绝，而脉不通。太阴肺绝，而皮毛枯。少阴肾绝，而骨髓竭。太阴脾绝，而口唇掀。厥阴肝绝，而筋挛缩"。将所有的结构中按重要程度相对分析，肯定是骨架结构更重要一些，这就决定了五脏中肾脏的作用更加突出，所以说肾为先天之本。

　　脏腑在人体空间结构上都占据一定的位置，现代解剖学将人体的内脏空间分为三部分，即胸腔、腹腔和盆腔。心肺居胸，肝胆胰脾肾以及胃肠居腹，子宫膀胱居于盆腔，内脏之间被各种系膜韧带牵连固定，正常情况下，所有的内脏都安分守己于自己的一亩三分地。所谓近水楼台先得月，在躯体内有相应的脏腑结构，在体表上就会有相应脏腑的外象，比如心脏居于胸膈之上，被两肺包裹，相应的在前胸中心位置可以看到心脏搏动，听到心音，因此通过观察体表部位脏腑的外象，直接可以探知内脏的生理病理状态。《灵枢·师传》言："本藏以身形肢节䐃肉，候五脏六腑之大小焉。""巨肩反膺陷喉者，肺高。合亦张胁者，肺下。好肩背厚者，肺坚。肩背薄者，肺脆。背膺厚者，肺正。胁偏疏者，肺偏倾。"以肩腋膺胁部位的形态来探知肺脏的生理功能，与现代医学通过桶状胸来确定肺脏呼吸系统的原理相同，同样还有心病查胸中脊中、肝病查两胁、肾病查腰背等，都是人体内脏在形体结构上的外象反映。《素问·脉要精微论》说："头者，精明之府，头倾视深，精神将夺矣。背者，胸中之府，背曲肩随，府将坏矣。腰者，肾之府，转摇不能，肾将惫矣。膝者，筋之府，屈伸不能，行则偻俯，筋将惫矣。骨者，髓之府，不能久立，行则振掉，骨将惫矣。"

五脏气血的盛衰各有所荣，因此在外有五华的表现。《素问·六节藏象论》说："心者……其华在面，其充在血脉。""肺者……其华在毛，其充在皮。""肾者……其华在发，其充在骨。""肝者……其华在爪，其充在筋。""脾胃大肠小肠三焦膀胱者……其华在唇四白，其充在肌肉。"华者花也，脏腑之华就如同脏腑开的花，如果植物能量不足开的花就不会很鲜艳。五脏之华与五脏之余一样，都是依附在五体结构之上，与五脏相合，因此五脏之华反映脏腑自身气血的盛衰，比如肝之华在爪甲，通过对人体外在爪甲的观察可以探知肝脏的气血盛衰，如果爪甲颜色丰满，代表肝血充足，如果爪甲颜色枯槁，代表肝血衰少。

内有五脏，外有五官，五官也是五脏外象的一方面，故曰："五官者，五脏之阅也"。阅者，有检验查阅的意思，代表五脏像阅兵一样对五官功能进行检阅，同时这个"官"字也产生了意义。《灵枢·五阅五使》说："鼻者，肺之官也；目者，肝之官也；口唇者，脾之官也；舌者，心之官也；耳者，肾之官也。"五官就像五脏的下级官员一样，接受来自上级官员的五脏的审阅。正如《灵枢·脉度》说："五脏常内阅于上七窍也，故肺气通于鼻，肺和则鼻能知香臭也；心气通于舌，心和则舌能知五味也；肝气通于目，肝和则目能辨五色也，脾气通于口，脾和则口能知五谷也；肾气通于耳，肾和则耳能闻五音也。"沿着这个角度继续认识下去，通过查阅五官相应的可以诊断五脏的疾病，是阅的又一层意思。《灵枢·五阅五使》曰："故肺病者，喘息鼻张；肝病者，眦青；脾病者，唇黄；心病者，舌卷短，颧赤；肾病者，颧与颜黑。"五官者，五关也，五官是五脏开窍所在，"肝开窍于目""心开窍于舌""脾开窍于口""肺开窍于鼻""肾开窍于耳及二阴"。五脏运化功能的正常与否通过其开窍表现，因为关窍是脏腑的附属品，脏腑运化功能强，外在关窍的表现才会通畅，比如肺开窍于鼻，通过对鼻呼吸功能的观察可以探知肺脏功能的强弱，鼻呼吸通利代表肺脏功能强盛，鼻呼吸不利代表肺脏功能不足。

除了通过望诊五体五华以及五官的外象表现来诊断五脏病理以外，透过五脏的情志、声音、气味以及津液等外象表现同样可以诊断五脏病理，比如五志有怒喜思忧恐，五音有角徵宫商羽，五声有呼笑歌哭呻，五嗅臊焦香腥腐，五液泪汗涎涕唾。这些方面不再属于望诊的范畴，但是通过闻诊、问诊的诊断方式与望诊原理相同，这就显示出望闻问切四诊合参的必要性。

十、望头面，知脏腑

同为五脏外象，五体五华以及五官等表现之间也存在着一定程度上差异。因为它们与内脏之间的联系有远、有近，有直接、有间接，比如五脏与五体是直接联系，比较紧密，而五华与五脏之间是间接关系，比较疏远，代表了人体的一种内外关系。由脏到腑再到五体、五官、五华、四余，是一种内脏精气逐渐由内向外的延伸。因为毛发指甲这些结构是附着在五体结构之上的，与人体生理从任督中心往躯干四肢由内向外延伸的现象相同，从人体前胸后背的经络穴位分布上同样可以看出来。处于内层的结构无法直接去诊察，正如我们无法做到透视去查看血脉筋骨的状态，适合望诊的理想部位一定是人体最明显的部位，因此对头面部位诊察成为望诊的主要方面。正如《黄帝内经》说："故面首者，望诊之大关也。"在头面五官部位中又以鼻部的望诊最为重要，所谓"脉出于气口，色见于明堂"，如同血脉运行遍布全身，脉诊以独取寸口为主一样，望诊同样秉承着见微知著的理念，通过对局部的观察来诊断全身脏腑的病理。

人体的生理结构以外为阳内为阴，因此阴经荣脏，阳经荣腑。脏腑是对人体内外的代表，可以说气血在内随阴经荣养内脏，在外随阳经荣于外表。在十二正经中，手足三阳经脉均上行荣养头面，太阳行于头项，阳明行于面颊，少阳行于侧，故"头为诸阳之会"，在诸阳经脉的荣养作用下，头面像一面镜子一样反映内脏气血的盛衰。因为人体生理以内脏为根蒂，以外表为花叶，在气血有限的状态下，一定是首先保证内脏的供应，减少对经脉的气血供应，所以当人体诸阳经脉气血不足时，首先从头面部表现出来，如"六七（42 岁）三阳脉衰于上，面皆焦，发始白"。除此之外，作为脏腑外象体现的五官五华都位于头面上，因而望头面就有了得天独厚的优势，成为望诊中的关键所在。

人在出生以后，五官样貌的基础就奠定了。随着不断的生长发育，五官样貌会不断发生变化，有的人在成年以后样貌变化比较大，而有的人则变化比较小，无论面貌的前后变化是大是小，人在成年以后面貌就基本定型。在人的整个生命过程中，身体的生长发育是循序渐进的，因此人的面貌变化在短期内是微乎其微的，正因为如此，我们才得以对每个人进行辨认。现代生理学认为人的基本面貌是由基因决定的，而每个人的基因都是从先祖那一代传承下来的，这就是说每个人的基础面貌都是祖传的。当然在传承的过程中是会有变化的，所谓相由心生，面貌的变化会受到人的心理因素及环境的改变，当这种改变积累到一定程度，基因就变了。无论基因是如何传承的，对于个人而言，终其一生都不会脱离出生时的基础样貌，这就是人的基本盘，也就是先天。世界上任何事物都有基本盘，比如每个地域都有特定的地理环境，地理环境决定了气候环境，不论春夏秋冬四季如何转换，这个地域的基础气候不变。夏天时新疆气候再湿润也不如沿海，东北三省夏天再温暖也不如海南三亚，这都是由于一个地域气候里的基本盘决定的，是客观存在无法改变的，因而蒙古高原适合游牧，华北平原适合耕种，东南沿海适合渔业，一切四时流转日月更替都建立在这个先天基础上。因此每个人天生的五官面貌差异代表五脏六腑的先天禀赋不同，同样代表每个人的脏腑基础不同，就是中医学所说的体质，一切生理病理的运化都建立在人体基础体质之上，基础的五官面貌是对个人脏腑状态的反映。《灵枢·师传》说："六腑者，胃为之海，庞骸大颈张胸，五谷乃容。鼻隧以长，以候大肠。唇厚人中长，以候小肠。目下果大，其胆乃横。鼻孔在外，膀胱漏泄。鼻柱中央起，三焦乃约。此所以候六腑者也。"

因为首面与身形属骨连筋，同血合气，经脉交通，理论上五脏六腑四肢百骸的信息在面部均有所体现，其实不止头面，全身任何一个部位都是如此，用现代话说就是全息，指的是局部和整体的关系。关于头面对人体五脏六腑四肢百骸的分部反映，《黄帝内经》中的介绍很详细，我们逐步分析。首先面部分上中下三部，又称三庭，分别与人的上中下三焦相应，额头至眉间部位为上庭，反映上焦；眉下至鼻尖部位为中庭，反映中焦；鼻尖至下巴尖部位为下庭，反映下焦。三庭的分布要均等，才能代表脏腑平衡，即"上下三等，脏安且良矣"，面部的上下三庭可以类比寸口脉的寸关尺认识。然后从面部中线横向两侧耳鬓看各分三里，反映的是人体生理中的内外关系，五脏六腑在内里，四肢百骸靠外缘。《灵枢·五色》说："自额而下阙庭之上，属咽喉也。自阙中循鼻而下其端，五脏之部也。自内眦挟鼻而下至承浆，六腑之部也。自颧而下颊，属肩背手之部也。自牙车以下颐，膝股足之部也。"这与经脉从中间向两侧的分部原则相同，面相的左右分候差异可以类比寸口脉象的浮沉来认识。上下一纵，左右一横，从这两个方向基本上可以将面部整体概括，五脏六腑四肢百骸也就囊括其中，都有各自的反映区。《灵枢·五色》曰："庭者，面首也。阙上者，咽喉也。阙中者，肺也。下极者，心也。直下者，肝也。肝左者，胆也。下者，脾也。方上者，胃也。中央者，大肠也。挟大肠者，肾也。当肾者，脐也。面王以上者，小肠也。面王以下者，膀胱子处也。颧者，肩也。颧后者，臂也。臂下者，手也。目内眦上者，膺乳也。挟绳而上者，背也。循牙车以下者，股也。中央者，膝也。膝以下，胫也。当胫以下者，足也。巨分者，股里也。巨屈者，膝膑也。此五脏六腑，肢节之部也。分明所部也，当辨其色矣。"在整个面相分候中，鼻部是关键，因为五脏六腑所候区域大多位于鼻四旁，故"鼻为面王"，正如"明堂骨高以起，平以直，五脏次于中央，六腑挟其两侧，首面上于阙庭，王宫在于下极"。

　　传统中国人将最理想的面相特征总结为"三庭五眼，四高三低"。三庭代表上中下三部相等，是面部纵向上的长度分布；五眼代表两目内眦之间的距离、目外眦到耳尖的距离以及眼的内眦外眦之间的距离相等，这样面部在横向上的距离就是五个眼的距离，是面部横向上的宽度分布；四高代表额部、鼻尖、唇珠和下巴尖四处隆起的部位要高；而三低代表山根、人中和下唇凹陷处要低。"三庭五眼，四高三低"是对人的面相最合理的分部，反映出的是人体的脏腑处于最协调状态。在头面所有的诊察部位中，有些部位相对来说比较重要，通过对这些关键部位的诊察评价，可以预判一个人的体质强弱、脏腑盛衰以及寿夭长短。《灵枢·天年》说："使道隧以长，基墙高以方，通调营卫，三部三里起，骨高肉满，百岁乃得终。""其五脏皆不坚，使道不长，空外以张，喘息暴疾，又卑基墙，薄脉少血，其肉不石，数中风寒，血气虚，脉不通，真邪相攻，乱而相引，故中寿而尽也。"《灵枢·寿夭刚柔》说："墙基卑，高不及其地者，不满三十而死。其有因加疾者，不及二十而死也。"

十一、望色变（上）

　　不论是五体五华或是五官面相，所体现的都是人体有形脏腑的空间结构。脏腑结构一旦定型以后，后续的变化微乎其微，这是人体一切生理活动的结构基础，从这些方面来诊断人体病理都属于望诊中望形志的方面。在脏腑结构的基础上气血营卫运行其中，随时空变化，就有了面色的变化，也是人体生命力的体现。正如《灵枢·五阅五使》说："五官已辨，阙庭必张，乃立明堂，明堂广大，蕃蔽见外，方壁高基，引垂居外，五色乃治。"有形的脏腑结构固然重要，在脏腑结构的基础上表现出的面色变化更加重要，望面色的变化才是望气的方面，"色者，气之华也；气者，色之神也"。类比于脉诊疾病的原理认识，"三庭五眼"就如同脉象的尺寸和浮沉，而面色的变化就如同脉律搏动，没有面色变化如同没有脉象搏动一样，代表人无生命力。因此望诊的关键在于对面色的诊察，即"故善诊者，首察其色而度其形。体变化之相移，而知其得失矣"。

　　如果说三庭五眼的五官面貌是地理上东南西北平原丘陵的空间存在，那么青赤黄白的面色变化就是春夏秋冬四季流转的时间变化，因此人的生理面色体现要与人体自身的时空因素相合。空间指的是自身的脏腑系统，是像平原丘陵一样的地形地势存在，时间指的就是人所处的时空环境，是像春夏秋冬一样的四时变化，这就形成了望色诊病的两大关键要素——常色和变色。常色是因为个人脏腑体质禀赋不同而表现出的生理面色，又称主色，代表一个人的体质禀赋。《灵枢·阴阳二十五人》说："木形之人……其为人苍色。""火形之人……其为人赤色。""土形之人……其为人黄色。""金形之人……其为人白色。""水形之人……其为人黑色。"与脉象一样，面色的青赤黄白黑是脏腑整体协调的最终表现，是由五脏间相对的盛衰关系决定的，如果某人的脏腑系统中肝脏偏盛，整体面色就会表现得偏青色，肾脏偏盛整体就会表现出偏黑色。《九常记》说："心赤肺白，肝青脾黄，肾黑，此脏气五行之化也，皆亦应其经脉。"又有《素问·五脏生成》说："生于心，如以缟裹朱；生于肺，如以缟裹红；生于肝，如以缟裹绀；生于脾，如以缟裹栝楼实；生于肾，如以缟裹紫，此五脏所生之外荣也。"观主色病变与否的关键在于神色和合，无太过无不及，太过代表真脏之色显露，神气外散，不及代表主色隐晦，神气不足。所谓气色，说明人的面色表现一定要有神气，如同脉象中的胃气，面色中少神则病，神绝则死。《素问·五脏生成》说："五脏之气，故色见青如草兹者死，黄如枳实者死，黑如炲者死，赤如衃血者死，白如枯骨者死，此五色之见死也。青如翠羽者生，赤如鸡冠者生，黄如蟹腹者生，白如豕膏者生，黑如乌羽者生，此五色之见生也。"《景岳全书》说："赤欲如白裹朱，不欲如赭；白欲如鹅羽，不欲如盐，青欲如苍璧之泽，不欲如蓝；黄欲如罗裹雄黄，不欲如黄土；黑欲如重漆色，不欲如

228

地苍。五色精微象见矣，其寿不久也。”

因为人体的五脏禀赋不一，体质存在差异，所以每个人的主色表现不同，但是人体的五脏运化会随着时空环境的变化而改变。因此人的面色会如同变色龙一样，受到时空环境的影响而相应变化，又称客色，即“脉出于气口，色见于明堂，五色更出，以应五时，各如其常，经气入脏，必当治里”。

肝为牡藏，其色青，其时春，其音角，其味酸，其日甲乙；心为牡藏，其色赤，其时夏，其日丙丁，其音征，其味苦；脾为牝藏，其色黄，其时长夏，其日戊己，其音宫，其味甘；肺为牝藏，其色白，其时秋，其日庚辛，其音商，其味辛；肾为牝藏，其色黑，其时冬，其日壬癸，其音羽，其味咸。是为五变。(《灵枢·顺气一日分为四时》)

东方青色，入通于肝……南方赤色，入通于心…中央黄色，入通于脾…西方白色，入通于肺…北方黑色，入通于肾。(《素问·金匮真言论》)

主色与客色都是正常人体的生理表现，主色代表自身脏腑禀赋的体质差异，客色代表脏腑整体与时空环境的相应变化。正如《医宗金鉴》所言：“天有五气，食气入鼻，藏于五脏，上华面颐。肝青心赤，脾脏色黄，肺白肾黑，五脏之常。脏色为主，时色为客。春青夏赤，秋白冬黑，长夏四季，色黄常则。”“客胜主善，主胜客恶”，望面色首先要审查主色与客色之间的关系，主色隐，客色显，才是最平和的状态，代表人的脏腑整体变化与时空环境相合，是人体小系统顺应天地大系统的表现。如果主客不相善，主色不随客色变化，代表人体内部的脏腑产生病理，不能与时空相应了，由此可见在面色主客之间，客色对面色的影响是主导因素。而客色病变与否的关键在于应时，正是"色违其时，气逆其常，三死也"，客色应时而变，代表人体的气血运化正常，与天地运气合拍，比如春时面色见青，说明天人气运相同，人体无病或者病程较轻。如果客色不应时而变，太过或者不及都代表脏腑病理的产生，比如春时面色见赤，说明天地气运没到，人体的气机运化先到了，这是太过，代表脏腑运化过亢；如果春时面色见黑，说明天地气运到了，人体的气机运化没到，此为不及，代表脏腑运化不足。出现太过或者不及虽然代表疾病病理，但是疾病的预后较好，因为从五行关系来说，太过与不及和本气都是一种相生关系。如果春时面色见白，说明人体的气运状态与天地的气运状态相违背，这是大逆，疾病的预后较差，因为从五行关系上来说这是相克，就如同与上司作对，肯定是没有好果子吃的。"色之端满者无邪，太过不及则为病，太过者，王色之外见者也。逆四时之色是谓先见，顺者昌，不顺则殃。"

十二、望色变（下）

客色应时而变，如同脉象一样是一种明显的动态变化，因此客色应时的主要表现就在于色脉相合，所谓"能合色脉，可以万全"。而色脉相合的根本原因在于两者都是受时空因素的影响而变化，天有四时，人应五脏，色有青赤黄白之变，脉有弦洪浮沉之应。《素问·移精变气论》曰："色脉者，上帝之所贵也，先师之所传也。上古使僦贷季，理色脉而通神明，合之金木水火土，四时八风六合，不离其常，变化相移，以观其妙，以知其要，欲知其要，则色脉是矣。色以应日，脉以应月，常求其要，则其要也。夫色之变化，以应四时之脉，此上帝之所贵，以合于神明也，所以远死而近生。生道以长，命曰圣王。"色脉相合反映人体的生理病理，同时也可以预测疾病的预后，这依据的也是五行的生克关系。如果色脉分属五行为相生关系则病易愈，分属五行为相克关系则病难痊，即"察脉应色者，病之当愈矣。反之，则失和而其病可知也"。

不论是五脏主色还是客色，说的都是人的整体面色表现，而构成生理系统的五脏六腑均上阅于五官头面，相应的就有各自的面色表现，因此在整体面色之下有五脏六腑的局部体现。"五色之见也，各出其色部。""色味当五脏：白当肺、辛，赤当心、苦，青当肝、酸，黄当脾、甘，黑当肾、咸。故白当皮，赤当脉，青当筋，黄当肉，黑当骨。"在面部属肝的部位表现青色，属心的部位表现赤色，属肾的部位表现黑色，五脏分主五色，在身体表现上是有差异的。但是现实生活中大多数人的面色并不是青一块红一块的。因为生理状态下局部色泽差异表现得微乎其微，只有在病理状态下与病变脏腑相应的部位颜色才会凸显，如"肝病者，眦青；脾病者，唇黄；心病者，舌卷短，颧赤；肾病者，颧与颜黑"。如果五脏分管区域分别表现出五脏之色，说明脏腑系统的整体性出了问题，正如国家中央衰落，地方军阀割据。

　　望色而知脏腑病理与通过脉象诊病相同，也需要从多个方面来分析。《灵枢·五色》曰："五色各见其部，察其浮沉，以知浅深；察其泽夭，以观成败；察其散抟，以知远近；视色上下，以知病处；积神于心，以知往今。故相气不微，不知是非，属意勿去，乃知新故。"以五官内外上下分部来分候五脏六腑，可以对病变脏腑进行定位，如"肝病者，眦青；脾病者，唇黄；心病者，舌卷短，颧赤；肾病者，颧与颜黑"。以色之浮沉来分候内外深浅，从而断定疾病的轻重，如"沉浊为内，浮泽为外""其色见浅者，汤液主治，十日已。其见深者，必齐主治，二十一日已。其见大深者，醪酒主治，百日已。色夭面脱，不治，百日尽已"。以色之颜色来分候病理之寒热，如"黄赤为风，青黑为痛，白为寒，黄而膏润为脓，赤甚者为血痛，痛甚为挛，寒甚为皮不仁"。以色之聚散来候病势之轻重，如"色明不粗，沉夭为甚；不明不泽，其病不甚。其色散，驹驹然，未有聚；其病散而气痛，聚未成也"。

　　望色不仅能诊断人的疾病病理，还可以根据面色的变化提前预判疾病的转归。如"赤色出两颧，大如拇指者，病虽小愈，必卒死。黑色出于庭，大如拇指，必不病而卒死。"赤色出于两颧和黑色出于庭，两种面色代表人体元阳脱散，病势深重，故曰不病而猝死。而通过病色在面部上下左右的变化，可以预测疾病向愈或者加重。"色见上下左右，各在其要。上为逆，下为从。女子右为逆，左为从；男子左为逆，右为从。易，重阳死，重阴死。""其色粗以明者为间，沉夭者为甚，其色上行者，病益甚；其色下行，如云彻散者，病方已。五色各有脏部，有外部有内部也。色从外部走内部者，其病从外走内；其色从内走外者，其病从内走外。病生于内者，先治其阴，后治其阳，反者益甚。其病生于外者，先治其阳，后治其阴，反者益甚。"

一言概括之，望诊的核心在于望形察色，望形以探五脏盛衰，察色以知气血运化。所谓形气相得，隐藏的另外一层意思就是时空相合，气血运化与时间同步，与脏腑结构相合，天生六气寒暑，地生五行阴阳，人有五脏气血，一切生命变化都要与时空相应。望形色而知病理，这是从患者的静态表现中发现脏腑症结，因为静态表现不明显，因而望诊对医者自身的医学素养要求更高。为了提高诊断的准确率，诊断疾病不能单独依赖某一方面诊断，一定要做到四诊合参，尤其是色脉相合。《素问·阴阳应象大论》曰："善诊者，察色按脉，先别阴阳；审清浊，而知部分；视喘息，听音声，而知所苦；观权衡规矩，而知病所主；按尺寸，观浮沉滑涩，而知病所生。以治无过，以诊则不失矣。""合之以望，则之闻，类之问，辨之切；知气达时，明易交功，则能知其生死也。"

第12章 本草性味天地育，飞潜动植万物生

一、药性所在精气神

传统中药剂型中常用的有八种——丸、散、膏、丹、汤、酒、搽、锭。其中"汤者，荡也"，因为汤剂取效迅捷成为临床中最常用的剂型。正如《千金要方》序："凡古方治疾，全用汤法，百十之中未有一用散者。……卒病贼邪，须汤以荡涤。"汤剂得水火蒸制，正如人身之气血阴阳相合，因而汤剂与人身生理更有亲和力，药效更好。另外经过水煮可以降低中药材的毒性，降低汤方的不良作用，因为多数中药的毒性物质在高温状态下就会分解挥发，比如附子、细辛等药材久煎可以降低毒性。

传统中医学将煎煮中药看作很神圣的事情，对煎煮中药的水火要求特别严格。《本草纲目》说："凡服汤药，虽品物专精，修治如法，而煎药者鲁莽造次，水火不良，火候失度，则药亦无功。"不同的方剂适合不同类型的水和火，比如补益类的用文火，逐邪类的用武火。"火用陈芦、枯竹，取其不

强，不损药力也；桑柴火取其能助药力；烰炭取其力慢，栎炭取其力紧，温养用糠及马粪牛粪，取其缓而能使药力匀遍也。"除了煎煮以外，以不同质地柴木烧火做灸疗，可以针对不同疾病，其中以艾灸为最善。"火无体，因物以为体，金火之石，烈于草木之火，是矣。""八木者，松火难瘥，柏火伤神多汗，桑火伤肌肉，柘火伤气脉，枣火伤内吐血，橘火伤营卫经络，榆火伤骨失志，竹火伤筋损目。"唯有艾火可灸百病。除了对煎药的火比较挑剔，对煎药的水同样要求严格，像雨水、露水、霜、雪水、河水、井水、泉水，因为材质不同，均被赋予不同的药性。而虽然同为雨水，不同的时节采取同样存在功能差异，立春雨水禀春气升发之性，可以煎煮中气不足、清气不升之药，同时令妇人易孕；梅雨水可以洗疮疥灭瘢痕；液雨水可以杀百虫，宜煎杀虫消积之药；潦水宜煎调脾胃去湿热之药，如《伤寒杂病论》麻黄连轺赤小豆汤便用潦水煎煮。露水禀秋气肃杀之性，宜煎润肺杀祟之药，及调疥癣虫癞之疾。采自不同的植物上的露水具有不同作用，百草头上露愈百疾止消渴，百花上露令人好颜色，柏叶菖蒲上露令人明目。腊雪水主甘寒清热，解毒，杀虫。温疫热狂，暑喝霍乱，徐徐频灌，勿药可疗。淹浸食物，久藏不坏。

随着现代西方科学的认知观念和研究方法深入人心，我们不再深入研究雪水和雨水到底有什么区别，因此对煎煮中药的水火要求也就不像古人那样挑剔，一切都全凭自来水和天然气就搞定了，甚至有些时候都免去了煎煮的必要，全成分中药免煎颗粒用热水一冲就完事了，更加的方便快捷。虽然我们不再应用，但是不代表古人对水性和火性的区分毫无科学可言，恰恰相反，将它们的性质区别认识是最符合科学的一件事。举个最简单的例子，一壶干净的水，生用来浇花应该没什么问题，但是如果煮成凉白开以后再去浇花，就会对它们造成伤害，而用冰雪水来浇热带花卉，会导致它们死亡。单纯用物质的观念分析，我们很难发现它们之间的细微差别，因此物质背后的东西才是我们体会中药药性的关键所在。

世界由物质、能量、信息三大要素组成，宇宙的一切就是信息、能量、物质周而复始的运动变化。一个生鸡蛋经过加热变成熟鸡蛋，就没有了发育的生命力，这个过程中物质种类没有变，物质的空间结构改变导致性质改变；碳、石墨和金刚石都是由碳原子组成，因为空间结构不同形成性质截然相反的物质，被用作不同的用途。影响物质结构的因素是物质内部包含的能量，自然条件下水呈现液体状态，30℃和100℃对人体产生截然相反的作用，30℃令人感觉很舒服，但是100℃就把人烫伤了。水在100℃以上时呈现蒸汽状态，在0℃以下时呈现固体状态，同样的物质因为包含的能量不同表现出不同的物理状态。决定能量流动方向的是信息的传递，有些植物想让鸟类帮助传播种子，会用鲜艳的果肉来吸引鸟类，鸟类吃完以后会将种子带到远方，同样有些植物为了不让动物吃掉叶片，就会长出长刺来恐吓动物。宇宙世界是一个精气神三维一体的结构，通过分子原子有机无机的物质结构，物质层面上构成了一个化学世界；通过磁电光波热等能量方式，能量层面上营造的是物理世界；万物如同设定好的程序一般，信息的往来交流则构成一个灵性世界。信息的传递会决定能量流动方向，同时会表现出相应的物质结构，三层世界有机结合构成我们这个大千世界，正是老子说的"三生万物"。无形的灵性世界是这个宇宙的主宰，让一切都是按照规律运行，也就是古人说的"有生于无"，认识中药药性，不能单纯从物质的有效成分研究，更要分析物质后面的灵性世界。

二、本草药性，源于生存

万物有灵，皆能入药，因为万物存在皆有定数。飞禽走兽、虫鱼草木、磷介矿物以及真菌微生物，自然界中的飞潜动植皆有药性，我们总是习惯以主人的姿态，居高临下的根据个人喜好来判定这个世界的善恶。有些虫子啃食农作物影响庄稼收成，我们就定义为害虫，鸟儿能吃害虫，我们就认为是有益的，所谓食色性也，进食难道不是生物的本性吗？跟人类一样，世界上所有生物的共同目的就是生存，为了生存，虫子才会啃食农作物，为了生存鸟儿才会去吃虫子。"桃之夭夭，灼灼其华"，我们自作多情地以为花香馥郁是为了取悦我们；"满架高撑紫络索，一枝斜蝉金琅珰"，硕果累累也不是为我们提供食物。植物为了生存、为了繁衍所以才有了美味的果肉、娇艳的花朵、馥郁的气味，人类却以为万物皆为自己，发明创造出反季水果、无籽水果等，这些人为的伪装也不过是自欺欺人罢了。他们所做的一切都是为了自己的生存，为了生存而磨炼出的一技之能，体会药性，我们不妨从它们自身的角度出发去认识。

　　除了矿物类，大多数中药都是取材于有生命特征的生物，所有的生命都会面临一个共同问题，那就是生存。生存要考虑的就是生命的能量从何获取，生命的安全如何保障以及生命的延续如何维持，比如动物都有自己的捕食技术，防御装备和繁衍后代的方式。食草动物像兔鼠牛羊为了进食都进化了坚硬的门齿；而食肉动物如虎狼狮豹为了捕杀猎物进化出了锋利的犬齿；食虫鸟类如燕雀为了进食进化出了坚硬的喙；而食肉鸟类如鹰鸥为了进食则进化了锋利的爪。卵生湿化之虫麟鱼蛇，都有赖以生存的技能，为生命的维持获取能量。为了不被天敌所捕食各类动物分别进化了各种防御技能，如羊鹿矫健迅捷，擅以速度取胜；鸟禽有羽能飞，不与走兽同行；牛马厚皮坚硬，最能保护内脏；龟鳖铠甲护身，水陆屈伸两栖；鼠兔会挖洞，蝙蝠能夜行，全蝎蜈蚣能用毒，蛇鱼无足能疾行。或长于防御，或长于攻击，任何动物都有一项特殊的生存技能，让其在自然界中有立足之地。然而有一些物种既没有坚固的防御能力，也没有凌厉的攻击技巧，但是它们这个物种竟然也生存下来了，这是因为它们另辟蹊径，将生命的能量放到繁衍后代上，比如蚯蚓和蟑螂。蚯蚓有很强的再生能力，如果将蚯蚓一刀两段，这两段能各自发育成一条蚯蚓；蟑螂虽然生命短暂，但是强大的生殖能力令人无可奈何，从另一个方向保证了物种的生存。所谓饱暖思淫欲，在基本的生存得到保障以后，生物都会考虑的一个问题就是繁衍，湿生、卵生、胎生、化生，为整个物种的延续煞费苦心。动物都会有求偶的行为，各尽其能将生命中最精华的部分展现，以求得基因延续的机会，像孔雀开屏、蝴蝶花纹，是颜色上的视觉效果，蛙声、蝉鸣、鸟语，是声音上的听觉效果；瓢虫、九香虫用嗅觉效果，除此之外还有触觉、表演，比如蜘蛛送猎物、海豚舞蹈、山羊角斗等各式各样。生存和繁衍的方式，都是从它们基因里就带来的本能，事关生死存亡，因此它会把生命中最精华的能量用于此，因为好钢要用在刀刃上，比如龟的甲壳、鹿的角、刺猬的刺、蝎子的毒尾，以及一些承担求偶繁衍功能的部位成为它们身体中的精华。中医学中认为万物内外一体息息相关，有诸于内，必形于外，在内有五脏六腑的运化，在外就有五体五官五华的外现，比如在脏为肝，在体主筋通于目，其华在爪甲。因此动物为了生存进化出的特殊技能，就是它们脏腑偏盛的反应，我们发现了它们的这种特性，用来治疗人身体的疾病，调整人体脏腑的阴阳偏盛，这是取材自动物中药的药性认识来源。

中药在古代又称本草，因为植物分布广泛，数量繁多，不论是干旱燥热的荒漠地带，还是严寒阴冷的高纬两极，不论是高寒缺氧的高原，或是海滩盐碱的沙滩，怎样恶劣的环境都有植物生存。而动物类中药材不像植物那么多而且不易获取，价格偏高不利于全民普及，因此植物类中药成为中药材中的主力军。

与动物一样，为了生存，植物磨炼出了各自的生存技能，用各自的方式生存、繁衍，植物类本草的药性同样来源于它们的生存手段，争夺生存空间、防御天敌伤害以及维持物种延续。它们的形态就是生存方式的体现，因为植物之间对阳光和水分等生存条件的争夺更加激烈，这令它们各自身怀绝技，八仙过海，各显神通。伪装、诱骗、寄生、假借、报团甚至用毒用刺武装自己，这些我们想到的自以为高明的生存技巧，在自然界当中早就很普遍了，像桑寄生和菟丝子寄生在其他植物上，不劳而获；皂角和槐树会通过毒刺来武装自己，免受天敌伤害；藤类会攀爬到其他植物上，借力爬高；而断肠草和杜鹃花则将自己充满毒素，与伤害者玉石俱焚。在阳光的争夺战中，因为木本植物和藤类植物脱颖而出，占据资源优势，因而叶片长得比较丰满茂密，比如杨树和爬山虎；而草本植物和苔藓蕨类则在斗争中处于劣势地位，生存资源有限，转而被动改造自己去适应阴暗少光的环境，比如秋海棠叶片凹凸不平以提高阳光利用率，蕨类则利用细碎的复叶为吸收阳光创造空间。与阳光的争夺一样，植物根类在地底下对水分的争夺同样如此，竞争力强的根系发达，竞争力弱的根系稀疏。

不论在生存竞争中处在何种地位，植物都有立身的本领，让自己生存下来。植物个体生存下来以后，从生到死的生命周期是它生命的极限，与人的生死寿命一样，在这个生命周期里经历着生壮老死的全部过程，而在这个生命周期中个体承担的最大任务就是物种的繁衍，物种的繁衍方式有时候也决定了植物的生存方式。植物的生命周期有长有短，长者如松柏银杏，能活千年万年，而短者在一年甚至几个月内经历生死，正如我们常见的农作物，生命周期的长短也是生存竞争的结果。在生存竞争中脱颖而出的植物，可以享受更多的资源，优越的生存条件不仅带来了生存优势，同时也带来了繁衍优势。因为没有那么大的生存危机，它们的寿命普遍偏长，除了借助种子纵向传播，还进化出了横向繁殖，直接利用无性生殖从根茎上横向发育出一个新的个体，这样能在保证个体自身生存的同时，还能繁衍出新的个体。而那些处在生存竞争中的劣势植物，生存空间被压缩的比较狭窄，有时不得不生活在极端恶劣环境中，因而它们对种族的延续会有一种深深的危机感，有时会主动牺牲自身生存来为后代的生存创造条件，因此个体寿命比较短，新陈代谢速度加快，繁衍频率也会加快。这些植物通过快速的更新换代，成为植物中打不死的小强。这是有效延续物种生存的方法，也是无奈之举。在繁衍的过程中，植物同样可以巧妙地利用周围的环境来为自己行方便，风力、雨水、动物、昆虫皆可利用，比如为了借助昆虫传播花粉，在花蕊里准备花蜜吸引昆虫；蒲公英为自己的种子配备了滑翔伞，可以借助风力散播；苍耳子为种子配备很多倒钩，可以粘到动物皮毛上被带到远方；老鹳草散布种子则自带动力系统，成熟以后的种子可以借助一条尾巴弹射出去。本草的药性来源于植物特殊的生存繁衍方式，而它们的生存繁衍最终是由天地环境决定的。

三、天地造物，时空赋性

虽然世界上的植物形态各异，千差万别，但是不论何种类型的植物，本质上植物的结构都是一样的。植物的结构概括起来至少有三部分，根在地下，负责吸收水分和空气上承枝叶，进行蒸腾作用，枝叶在上，负责吸收阳光利用光合作用转化成有机物，向下运输储存到根，茎在中间上腾下达，整个植物形成一个升降循环，像天地之气的交泰一样，这是每个植物自身系统的整体性。而植物自身的这个整体会根据周围环境做出调整，除了与其他植物竞争资源的影响因素外，更大的影响因素是植物本身生存的时空环境，也就是说本草固有的生存方式是与天地环境适应的结果，本草的药性也因此而决定。正如《本草崇原》说："夫天地开辟，草木始生。农皇仰观天之六气，俯察地之五行。……本五运六气之理，辨草木金石虫鱼禽兽之性，而合人之五脏六腑十二经脉，有寒热升降补泻之治。"

我们以具体的本草来分析。菖蒲生活在沼泽边属于挺水植物，因为水源充足不必深扎根汲水，因而根系横向铺开生长比较发达，又因为水中含氧量稀少，为了不被淹死，它的根茎必须要努力将津液上承枝叶，将身体中的水分代谢出去。因此菖蒲以根茎入药，通调人体津液。《神农本草经》说："主风寒湿痹，咳逆上气，开心孔，补五脏，通九窍，明耳目，出声音。"而芦根和莲藕也与菖蒲一样面临同样的问题，它们解决问题的方法也与菖蒲大同小异，除了努力将津液上承，它们的根茎通气组织发达，进化出了中空的根茎，有效地减少水湿的进入，因而将津液上承的作用就没有菖蒲那么强，比如芦根"主治消渴，客热，止小便利"。面对同样的环境，泽泻选择了另外一种解决方式，它不是像菖蒲、芦根一样努力地将津液上承发散出去，而是把津液储存起来，形成块根和块茎，因此泽泻以块茎入药，其"主风寒湿痹，乳难。消水，养五脏，益气力，肥健。久服耳目聪明，不饥，延年，轻身，面生光，能行水上"。相反芦荟这类沙漠植物生活在干旱燥热的沙漠中，因为沙漠中干燥缺水，根系汲水难以用武因而萎缩，同时为了不被渴死，芦荟必须要努力减少水分散失，因而茎叶外层进化出硬质结构，形成保护壳，茎叶内部增生出发达的贮水组织，水分被有效地保存在叶片中，茎叶变得肥厚多汁。为了应对极端的干燥环境，芦荟发育成根系萎缩茎叶肥厚肉质的结构，因而芦荟以叶片入药，有很强的保存津液的作用，可以"消风热，除烦闷，明眼目，治惊痫"。肉苁蓉同样长在干旱风沙地带，它生存的模式跟芦荟相似，不过因为是寄生植物，不需要自食其力，叶片也省去了，只有花序显露，生命能量多数储存在地下的肉质茎中，收藏精气，因而"主五劳七伤，补中，除茎中寒热痛，养五脏，强阴，益精气，多子"。面对极端恶劣的干燥环境下，除了像多肉植物那样接受命运的安排，还有相信我命由我不由天的勇士，比如胡杨和沙棘树，它们与命运对抗的方式就是努力的向下扎根寻找水源，只要把根扎的够深找到了水源，它们就可以和正常植物一样开花结果，比如中药里的甘草就是这样的操作，被用作"主五脏六腑寒热邪气，坚筋骨，长肌肉，倍力，金创尰，解毒。久服轻身延年"。

地域上的气候环境会决定植物的生存方式，进而决定了本草的药性差异。正如"橘生于淮南则为橘，生于淮北则为枳"，因而中药的生产讲究产地，以道地药材为最佳。当归以甘肃生产为道地，枸杞以宁夏为准，四川的黄连、附子，内蒙古的甘草，吉林的人参，山西的黄芪、党参，山东的金银花，云南的茯苓、三七等，这是地域环境对药性的选择。

一个地域的基础气候是由经纬度和地形决定，对于不能搬家的植物来讲，终其一生都不能脱离这个基础环境。这就像父母的基因对儿女的影响一样，先天基因决定子女的相貌性格，子女后天的发展都在这个先天之上。但是有时候子女后天的发展也会摆脱这个先天的影响，所谓"相由心生，境随心转"，因此植物的生存同样可以超脱地域的影响，在同一个地域环境中可以产生药性截然相反的本草，这种影响是时间因素决定的，因为同一地域在不同时节可以呈现出截然相反的气候变化。比如一年中寒暑往来，寒冬时节水冰地坼犹如两极，而盛夏时节烈日炎炎如同热带，春夏秋冬四季流转，气候随之呈现温热燥湿之间变化，一月之中有盈虚，一日之中有昼夜十二时，同样存在着这种气候交替变化。植物会根据时间的交替，选择性地在某个合适的时段置身其中，生长发育成熟繁衍最后枯死，因为这个时段有适合它们的气候环境。大多植物都会选择春生夏长秋收冬藏的生命规律，但是总有特立独行者，夏枯草会在盛夏时枯萎，梅花在隆冬时节绽放，这是由植物本身的习性决定的。通过观察植物的开花规律我们可以看出来，一年当中植物的开花结果都有其特定的时间，正月梅花，二月杏白，三月桃红，四月牡丹，五月芍药，六月莲华，七月蜀葵，八月桂香，九月菊黄，冬月山茶，腊月水仙成排。月季花的开放存在月节律，一月一开，一月一败，而牵牛花会随着昼夜节律昼开夜败，相反夜来香会在午夜时开放又称月见草。时间因素决定着植物的生长习性，赋予了植物的本草药性，而这种影响比空间因素是更为苛刻的，因为"机不可失，时不再来"，错过了时节，就失去了药性，正如"三月茵陈四月蒿，五月拔来当柴烧"，说的就是这个道理。因此时间也决定着药性本草的采收时节，植物的根茎是植物的生命之源，藏精之所，补益类中药很多以根茎入药，比如人参、黄精，多在秋冬采收。因为植物的生长是与时节顺应的，春生夏长秋收冬藏，夏天的时候因为要开花结果，能量趋势是从根往茎叶上走，必然会导致根茎内的精气衰少，形容枯瘪，如果这时候采收人参、黄精这类的药，肯定是不合适的。因此人参、黄精多在秋天精气归根时采收，相反花叶类的本草，像薄荷、紫苏叶、金银花一定要在春夏丰满时采收。

通过生物链的联系，所有生物的生存习惯和生存方式都受时间节律的影响。自然界是由一条条生物链构成的生物网，处在食物链顶端的食肉动物以食草动物为食，因此食肉动物的习性依附于食草动物。而食草动物以植物为食，又受制于植物的生活习性，植物的生存都依赖适宜的气候环境，气候环境除了不变的空间因素外，最大的变化就是时间因素。因为时间变化让这个世界充满灵性，因此不论是动物植物抑或是真菌类，所有的生命都有自己的时间节律。人居于天地之间，受时空环境的化育而生，自然不能脱离这个基础，于是时空因素成为人与万物生存关系的纽带，以万物生存本性为药性调理人身疾病，这也是理论基础。《医道还元》说："五气清浊，化成声形色味，九星正变，造就时地性情。"本草的药性主要体现在本草的声音、形状、颜色、味道、性格与喜好，而这些方面正是它们生存习性的体现，受天地环境的影响。比如蝉在夏日常鸣求偶，因此用蝉蜕来治疗失音；黑豆形似肾，以形用药而补肾，又桑枝、桂枝治上肢痹痛；栀子色赤而入心降火；乌梅味酸而敛肝潜阳；泽泻喜欢居住水边而能利水。

至于水火矿石类没有生命基础的物质存在药性，也是时空环境作用的结果。烧火取材的材质存在差异，比如松柏因为生长较慢像沉稳的老人，因此材质比较致密且富含油脂，烧火的特点必然也是足而厚重；而杨树、梧桐生长较快像急进的青年，因此材质相对疏松，烧火的特点必然也是急而轻清。"榆树先百木而青，故春取之，其火色青；杏枣之木心赤，故夏取之，其火色赤；柞楢之木理白，故秋取之，其火色白；槐檀之木心黑，故冬取之，其火色黑；桑柘之木肌黄，故季夏取之，其火色黄。"

不同的类型矿石具有不同的药性，也是因为其材质不尽相同，产地各有差异。礞石色青，赭石色红，硫黄色黄，石膏色白，磁石色黑，光谱中不同的颜色表现是因为波段不同造成的，代表不同的能量信息。矿石类之所以富含不同的能量信息，具有不同的药性差异，产地是主要因素。禹余粮生东海池泽及山岛中或池泽中；赤石脂生济南、射阳及太山之阴；寒水石生常山山谷，又生中水县及邯郸；明矾生河西山谷，及陇西武都、石门；胆矾生羌道山谷，或羌里句青山。与矿石类本草一样，来自雨雪霜露井泉湖海的水，同样没有生命，具有不同的药性，是由于不同的时空特点赋予的。

四、药性之用，天人合一

天有四时六气，风寒暑湿燥火，地有五运五行，木火土金水，人与天地相应，正如"天有暑度，人之脉窍同其源，地有山河，人之脉络合其妙"。天地得其全，故能长且久，而万物仅得其一偏，故知药性者，偏性也，以万物之偏来纠正人体病理之偏。所有的本草都有两面性，用得好是药性，用不好就变成了毒性，人参、黄芪用不好，也是杀人毒药，甘遂、大戟用好了，也成救命奇功。

《神农本草经》中将本草分为三品："上药一百二十种，为君，主养命以应天，无毒，多服、久服不伤人。欲轻身益气，不老延年者，本上经。

中药一百二十种为臣，主养性以应人，无毒、有毒，斟酌其宜，欲遏病补羸者，本中经。

下药一百二十五种为左使，主治病以应地，多毒，不可久服，欲除寒热邪气，破积聚愈疾者，本下经。"

每味药的生存环境都赋予了它独特的药性，因此当它进入人体以后，会对特定的部位、层次和方向发挥作用。或清头目，或主心腹，或厚肠胃，或补五脏，或通六腑，本草药性各有专长；强筋、健骨、通血、长肌、滋肤，趋表、顺下、内行、外出，上下表里升降出入，各不同行。比如麻黄、干姜趋表可用来发表，大黄、芒硝顺下可用于通腑，地黄、甘草内行可用来补益，黄连、黄芩外泻可用于清解。川芎主中风入脑头痛；茯苓主胸胁逆气，心下结痛；芍药主邪气腹痛；黄柏主肠胃中结热、肠痔、泄利；附子可以作用到筋骨的层次，因而能除风湿痹痛；黄芪可以作用到肌肉皮肤的层次，因而能消痈疽久败创，排脓止痛；杜仲主强腰脊痛，坚筋骨；乌梅去恶肉；玉竹好颜色；菖蒲通九窍，明耳目，出声音，每味药都有它独特的作用特点。

因为中药都是有偏性的，把不同药性的中药配伍应用，可以加强疗效，降低药物造成的不良作用，就构成了药方。所谓用药如用兵，一个药方就是一支军队，将军要根据士兵的特点合理分配，有的擅长攻坚战，有的擅长防御战，有的擅长稳扎稳打，有的擅长短兵相接，有的适合负责主战攻坚，有的适合侧翼辅助，有的负责指挥，有的负责后勤……一支军队只有内部的人员分配调动合理才能打胜仗，同样遣方用药也要合情合理才能除病去疾。药方为什么叫方，而不叫圆呢，药方里首先包含了圆的思想，各药味共同协调成一个整体，这是圆，在这个整体之上表现出方向性，就成了方。一味中药就是一个精气神的统一体，开方的时候加入一味中药，不仅意味着加入一点物质这么简单，更意味着加入一股能量方向，一条信息。药方在人体内发挥作用依靠多味中药配合形成的合力，这个合力就是药方的方向性，如果方子开得杂乱无章，内部方向太多互相牵制，整体的合力表现就会方向不明，方子本身就迷失方向，又怎么指望它能将人体气机运化调整正常，只会让人体的气机运化变得更乱，对人体造成二次伤害。所谓一将无能累死三军，指挥官无能，军队必然像无头苍蝇一样，毫无战斗力，就如同电流的形成一样，电子呈散漫状态是没有电流产生，当导线在磁场中运动时，电子朝统一方向运动，电流就产生了。因此开方用药如同调兵遣将，一定要有一个明确的方向为统一核心。

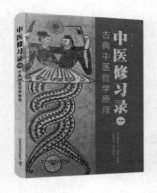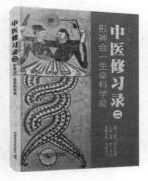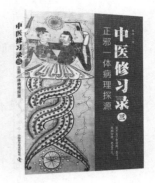

统一定价　39.80 元

●

致 读 者

亲爱的读者：

　　感谢您对我社图书的喜爱和支持。中国科学技术出版社为中央级出版社，创建于 1956 年，直属于中国科学技术协会，是我国出版科技科普图书历史最长、品种最多、规模最大的出版社。主要出版和发行医药卫生、基础科学、工程技术、人文科学、文化生活等多领域的学术专著和科普出版物。中国科学技术出版社·医学分社，拥有专业的医学编辑出版团队，其下的"焦点医学"是中国科学技术出版社重点打造的医学品牌。我们以"高质量、多层次、广覆盖"为宗旨，出版的医学相关图书数量众多，得到广大读者的喜爱和好评。

　　想要了解更多信息，敬请关注我社官方医学微信"焦点医学"。如果您对本书或其他图书有何意见和建议，可随时来信、来电联系！欢迎投稿，来信必复。